Walther Birkmayer Neurologie für die Praxis

Seminare
für die ärztliche Fortbildung

Herausgegeben von

Professor Dr. ALBERT SCHRETZENMAYR

J.F. LEHMANNS VERLAG MÜNCHEN

Neurologie für die Praxis

Von Professor Dr. Walther Birkmayer

Leiter des Ludwig-Boltzmann-Institutes für Neurochemie
und der
Neurologischen Abteilung des Alterskrankenhauses
der Stadt Wien-Lainz

J. F. LEHMANNS VERLAG MÜNCHEN

ISBN 3 469 00354 8

Satz und Druck: Gebr. Parcus KG, München
Einband: Simon Wappes, München
Printed in Germany

Inhalt

Vorwort 7

Nervenkrankheiten und Rehabilitation 9

Die entzündlichen Erkrankungen des Nervensystems . . . 14
  Polyneuritis 14
    Sonderformen der Polyneuritis 18
  Meningitis 19
  Myelitis 23
  Encephalitis 24
    Encephalitis durch bekannte Erreger 25
    Virusbedingte Encephalitiden 26
    Wahrscheinlich virusbedingte Encephalitis 28
    Encephalitis unbekannter Genese 30

Die zerebrale Gefäß-Sklerose 34
  Die hämodynamische zerebrale Dekompensation 34
  Der encephalomalazische oder hämorrhagische Insult . . . 35
  Das zerebrale Reizsyndrom (pseudoneurasthenisches Stadium) 37
  Das zerebrale Defektsyndrom (arteriosklerotische Demenz) 38

Der Wandel der vegetativen Dystonie in den letzten zwei Jahrzehnten 40

Die synkopalen Anfälle 44

Die Behandlung der Epilepsie 48
  Die verschiedenen Anfalltypen 49
  Die wichtigsten Präparate gegen den großen Anfall . . . 50
  Präparate gegen petit-mal-Anfälle 51
  Präparate, von denen eine besondere Wirksamkeit gegen psychomotorische Anfälle behauptet wird 51

Die konservative Therapie des Parkinsonsyndroms 56
  Einleitung 56

Depressions-Syndrom 62

Der Verlust der humanen Integration 68
Instinkthandlung 68
Übersprungshandlung 70
Imponiergehaben 70
Demuthaltung 71
Rangordnung 71
Aggression 72
Humane Desintegration als Anlaß zu biologischen Sinnlosigkeiten 73
Prophylaxe und Therapie 74
Religion effektiver als Psychoanalyse 75
Ärztliche Lebensregeln 76

Urbane Anthropologie 78

Vorwort

Die vorliegenden Ausführungen sind das komprimierte Erfahrungsgut einer 35jährigen wissenschaftlichen und ärztlichen Tätigkeit. Sie stehen unter den termini Transparenz und Kommunikation. Das heißt, die Aussagen sind nicht aus exhibitionistischen Motiven des Vortragenden zustande gekommen, sondern sind bemüht, so ehrlich und offen und überzeugend, Sachverhalte neurologischer Fehlhaltungen und Defektsyndrome aufzuzeigen. Die Kommunikation des Seminars ist meines Erachtens die wertvollste Form einer zwischenmenschlichen Begegnung und Mitteilung, da in der lebendigen Diskussion der Zuhörer aktiv mitdenken muß und daher die Gedächtnisinhalte besser haftenbleiben. Darüber hinaus sind die Diskussionen und Zwischenfragen an den Vortragenden wesentliche Kriterien eines kontrollierenden feed back-Mechanismus. Das heißt, durch die Fragen und Bemerkungen erkennt er, ob das vorgetragene Gedankengut verstanden wurde und angekommen ist. Mein Freund, Dozent Dr. *W. Pöldinger*, hat anläßlich eines Seminars einmal gesagt: Die Güte der Behandlung eines neurologisch-psychiatrisch Kranken hängt nicht vom Niveau des neurologischen Wissenschaftlers ab, sondern vom Wissen und Können des praktischen Arztes. Diesem konkreten Ziel dienen die vorliegenden Ausführungen.

Prof. Dr. W. Birkmayer
Leiter des Ludwig-Boltzmann-Institutes
für Neurochemie und der
Neurologischen Abteilung des
Alterskrankenhauses der Stadt Wien-Lainz

Nervenkrankheiten und Rehabilitation

Der Begriff der Rehabilitation wurde 1945 von Amerika nach Europa importiert und umfaßt alles, was wir schon vorher gewußt oder getan haben. Der Vorteil dieses Begriffes Rehabilitation liegt nicht in einer neuen wissenschaftlichen Erkenntnis, sondern in einer Organisation, die integral alle Maßnahmen zur Wiedereingliederung in das soziale Gefüge umfaßt. Damit gehört die Rehabilitation, ähnlich wie etwa die Nächstenliebe, zu den Phänomenen, über die man nicht reden soll, sondern die man eben schlechthin tun müsse. Unsere Erfahrung über Technik und Erfolg der Rehabilitation stammen aus zwei extrem verschiedenen Wirkstätten.

1. Eine dreijährige Erfahrung am Wiener Hirnverletzten-Lazarett.
2. Eine fünfzehnjährige Tätigkeit an einer Neurologischen Abteilung für chronisch Kranke.

Während im Hirnverletzten-Lazarett junge Patienten waren, die bei an sich gesundem Gehirn einen einmaligen Defekt erlitten hatten, handelt es sich an der Abteilung für chronische Nervenkrankheiten um ältere Kranke, die neben dem Funktionsdefekt auch diffuse Parenchymschäden aufweisen. Eine kurze Gegenüberstellung führt mitten in die Problematik. 90% der Hirnverletzten mit Aphasie konnten durch langdauernde Sprachbehandlung zu einer völlig normalen Sprachfunktion gebracht werden. Im Altersheim konnte von 50 Aphasie-Patienten (Durchschnittsalter 63 Jahre) kein einziger zu einfachsten sprachlichen Leistungen gebracht werden. Bei Hirnverletzten mit Hemiplegien oder Hemiparesen konnten durch Bewegungstherapie 50% zu einer normalen motorischen Funktion rehabilitiert werden, 40% immerhin zu einer sozialen Gebrauchsfähigkeit. In Lainz konnten von 186 Patienten mit Hemiplegien nach encephalomalacischen Insulten nur 33% einer sozialen Anpassung zugeführt werden. Die Zahlen von *Reisner* liegen in der Mitte dieser Extremwerte. Von 519 überlebenden Insult-Patienten trat bei 25% eine motorisch normale Funktionstüchtigkeit ein, 50% konnten nur sozial angepaßt werden.

Das heißt, daß die wesentlichste Voraussetzung für den Erfolg einer Rehabilitation nicht das reibungslose Funktionieren der Organisation, sondern die **Rehabilitationskapazität** des Gehirns darstellt. So wie die Erlernung einer normalen Funktion an die Intaktheit des zentralnervösen Parenchyms gebunden ist, basiert auch der Rehabilitationserfolg auf den bisher nicht mobilisierten Energiereserven des Gehirns. Mit anderen Worten, nicht der Defekt an sich ist Ausgangspunkt der Rehabilitation, sondern die Feststellung des **Leistungsrestes.** Dieser Leistungsrest kann nun mit Testreihen oder mit Arbeitsbelastungen festgestellt werden. Sein level liefert die Prognose der Rehabilitation. In letzter Zeit liefert uns die Bestimmung der Flimmerverschmelzungsfrequenz ein objektives Maß für die Leistungsfähigkeit des zentralnervösen Parenchyms. Die Flimmerverschmelzungsfrequenz gibt nicht nur einen Aufschluß über das kurzfristig aufgenommene Informationsquantum, sondern spiegelt auch die vorzeitige Ermüdung in Form einer Abnahme der Frequenzzahl. Höhe und Dauer der verbliebenen Leistungsbereitschaft liefern die wesentlichsten Voraussetzungen für die Chancen, aber auch für die Intensität des Rehabilitationsverfahrens. Ist nun der Leistungsrest festgestellt, dann muß ein nahtloser Übergang von der Behandlungsphase im medizinischen Sinn zur Rehabilitationsphase angestrebt werden. Es darf keine Zeit nutzlos verstreichen. Dr. *L. Ambrozi,* Leiter des Rehabilitationszentrums der Stadt Wien, konnte erheben, daß von 620 Patienten 75% wieder in geregelte Arbeit vermittelt werden konnten, wenn die Arbeitspause kürzer als 24 Monate war. War diese Arbeitszäsur länger, dann sank die Zahl der Vermittlungsfähigen auf 43%. Als Erfolg dieses nahtlosen Überganges zwischen Behandlung und Rehabilitation möchten wir unsere Ergebnisse aus dem Hirnverletzten-Lazarett anführen. Von 400 Hirnverletzten konnten 378 (94%) beruflich wieder eingegliedert, 181 in den alten Beruf, 197 nach Umschulung in einem neuen Beruf eingesetzt werden. Zahlen aus dem 1. Weltkrieg *(L. Credner):* Von 382 Hirnverletzten waren 197 (ca. 50%) völlig arbeitsfähig. Dieser Erfolg basiert nicht auf einer verbesserten Diagnostik, sondern lediglich auf der optimalen Ausnützung der organisatorischen Möglichkeiten.

Neben der erwähnten Feststellung des Leistungsrestes als Parameter der Rehabilitationskapazität und des nahtlosen Überganges von der Behandlung in die Rehabilitationsphase kommt als zusätzlicher Faktor unserer Betrachtungen die Mobilisierung des Leistungswillens. Der Anreiz zur Wiederaufnahme der Arbeit muß trainiert werden, was in England durch den sofortigen Einsatz eines Psychotherapeuten angestrebt wird, während man in Frankreich durch ein Prämiensystem versucht, die Startschwierigkeiten bei der Arbeitswiederaufnahme zu verbessern. Der sofortige Begleitschutz eines Psychotherapeuten scheint mir um so sinnvoller, da dadurch Fehlstarts nach Möglichkeit vermieden werden. Jeder Fehlstart verschlechtert die Erfolgschance. Es kann aber auch bei optimal dosierten Rehabilitationsmaßnahmen zur Dekompensation kommen. Wer könnte daher besser als der psychotherapeutische Arzt entscheiden, ob die Klagen über vorzeitige Ermüdung, Kopfschmerzen, Schwindel, Verstimmungszustände, Ausdruck einer neurotischen Entgleisung oder Zeichen einer echten Überforderung darstellen? Gerade die im Rahmen von Rehabilitationsmaßnahmen häufig auftretenden Dekompensationsphasen haben uns zur Forderung der »gestuften Rehabilitation« geführt. Das heißt, grundsätzlich soll eine neue Leistungsstufe erst eingeleitet werden, wenn die alte Stufe ohne Dekompensationszeichen bewältigt werden kann. Gehübungen beim Hemiplegiker werden erst eingeleitet, wenn Stehübungen ohne Zyanose, Dyspnoe oder ohne Schwindel und Kopfschmerzen vollzogen werden. Dekompensationszeichen, gleich welcher Symptomatik, sind immer ein Zeichen der Überforderung. Nur die aktuell mobilisierbaren Energiereserven können durch Rehabilitation zum Funktionsziel führen. So ist etwa bei einer cerebralen Embolie das nicht lädierte Gehirn an sich gesund. Es wären somit eine genügend große Vegetativ- und Kreislaufkapazität zur Rehabilitation vorhanden. Der häufig vorliegende Grundprozeß eines flimmernden Mitralvitiums läßt hingegen eine volle Ausnützung der vollen Rehabilitationskapazität nicht zu. Einige Details zur Technik. Jede Läsion im Zentralnervensystem führt zunächst zu einer Desintegration der Funktion *(Goldstein)*. Nicht nur im psychischen Sektor, sondern auch im motorischen Verhalten existiert der Begriff der Regression. Der Funktionsaufbau einer regredierten Motorik vollzieht sich in bestimmten Stufen. Die Übungen haben sich den motorischen Leistungsstufen anzupassen. Auf der tiefsten Regressionsstufe stellt das warme Wasser das optimale Adaptationsmilieu dar. Es ist nicht nur die Aufhebung der Schwerkraft, sondern die Inhibierung der Gammaspastik sowie das ontogenetisch adäquate Milieu des Wassers, das Bewegungsvollzüge ermöglicht, die im Trockenen noch nicht möglich sind. Die Bewegungsübungen selbst müssen immer Funktionen repräsentieren und keine abstrakten Bewegungen darstellen. Das heißt, wir lassen Funktionen, wie Greifen, Halten, Kneten, Stoßen, Werfen, Kriechen, Schwimmen, üben und nicht abstrakte Bewegungen nach Art der alten schwedischen Gymnastik, wie Beinkreisen oder Armkreisen, durchführen. Wesentlich ist auch das symmetrische Üben von gesunder und gelähmter Extremität. Das Innervationsmuster der gesunden Seite bietet eine Innervationshilfe für die gelähmte. Bei Halbseitendefeken ist der größte Hemmschuh einer Integrationstherapie die Interferenzstörung. Geschwindigkeit und Umfang der Bewegung auf der gelähmten Seite müssen mit der Motorik der gesunden Seite abgestimmt werden. Es muß einfach eine neue Bewegungsgestalt erarbeitet werden. Der Hemiplegiker bewegt sich nicht mit einer gelähmten und einer gesunden Körperhälfte, daher muß die Interferenz der beiden Körperhälften zu einer neuen Bewegungsgestalt zusammengeschweißt werden. Der Gang des Hemiplegikers mit ein oder zwei Stöcken ist als eine optimale Anpassung des neuerlangten Körperschemas anzusehen. Dieser Gang steht natürlich auf einer Regressionsstufe, die aber eine optimale Anpassung darstellt. Die neue Bewegungsgestalt ist ein modifizierter Vierfüßergang. Schon *Bethe* hat gezeigt, daß bei Hunden, denen er ein Bein amputiert hatte, sich nach einiger Zeit ein vollendeter Dreifüßergang entwickelt hat. Diese Erfahrung war die Grundlage für seine These von der Plastizität des Zentralnervensystems. Der Dreifüßergang des *Bethe*schen Hundes ist die neue Bewegungsgestalt, die dem Gang des Hemiplegikers mit Stöcken vergleichbar wäre. Die Plastizität des Erwachsenengehirnes ermöglicht nur beim Jugendlichen, wie wir an unseren Hirnverletzten gezeigt haben, einen Wiederaufbau zur normalen Motorik. Beim älteren Menschen ist diese Plastizität nicht mehr effektuierbar, und man muß sich mit einer Leistungsstufe auf tieferer Ebene begnügen. Erst das Erreichen einer neuen Bewegungsgestalt als Phänomen eines neuen Körperschemas ermöglicht auf dieser Stufe eine Adaptation.

Zusammenfassend hängen die Erfolgschancen einer Rehabilitation von der Reservekapazität des Gehirns ab, die durch Feststellung des Leistungsrestes erhoben werden muß. Ein nahtloser Übergang zwischen Behandlung und Rehabilitation mit Mobilisierung des Leistungswillens unter psychotherapeutischer Führung erhöht die Erfolgsquote. Durch gestufte Leistungsforderungen müssen Überforderungen mit biologischen Dekompensationen vermieden werden. Ein Höchstmaß an geplanter Organisation kann den biologischen Leistungsrest mobilisieren und den Betroffenen nicht nur ein Optimum an sozialer und wirtschaftlicher Anpassung ermöglichen, sondern ein Optimum an Lebensglück bescheren.

Die entzündlichen Erkrankungen des Nervensystems

Der Begriff der Entzündung ist pathologisch-anatomisch an das Mesenchym gebunden, das als Zeichen der biologischen Abwehr mit dem Phänomen der Entzündung reagiert. Das nervöse Parenchym wird durch eine Entzündung nicht direkt, sondern erst nach Überwindung der »mesenchymalen Barriere« irritiert bzw. lädiert. Die morphologischen Substrate des Mesenchyms im Nervensystem umfassen die Leptomeningen, das Bindegewebe des Gefäßsystems, das Bindegewebe im peripheren Nerven und schließlich auch die Mukopolysaccharide als Bestandteil der Grundsubstanz. Bei Entzündungen des Nervensystems werden diese Elemente affiziert. Vom anatomischen Gesichtspunkt aus ergeben sich demnach Entzündungen

1. des peripheren Nerven und der intraduralen Nervenwurzel (Neuritis bzw. Radikulitis);
2. der Hirn- und Rückenmarkshäute (Meningitis);
3. des Rückenmarkes (Myelitis);
4. des Gehirns (Enzephalitis).

Bekanntlich halten sich die vorkommenden Entzündungen nicht immer an diese anatomische Einteilung. Funktionsausfälle und charakteristische Verlaufsformen lassen jedoch klinisch meist ein bevorzugtes Befallensein der einzelnen Substrate erkennen. Die folgenden Ausführungen sind vorwiegend vom klinischen Gesichtspunkt zusammengestellt. Die im Text erwähnten Autoren sind als besondere Experten des jeweiligen Teilgebietes angeführt.

Polyneuritis

Die moderne neurologische Forschung muß aus prinzipiellen Gründen degenerative und entzündliche Prozesse im peripheren Nerven unterscheiden. *Krücke* unterscheidet Polyneuropathie und Polyneuritis. Erstere ist eine degenerative Erkrankung des peripheren Neuron und geht mit Entmarkungsvorgängen, besonders an den distalen Abschnitten, einher. Entzündliche Phänomene fehlen. Als Noxen kommen Blei, Alkohol, Arsen, INH, aber auch das Karzinom in Betracht. Davon abzutrennen sind die **echten Polyneuritiden,** die vor allem durch das Auftreten seröser Exsudate, zelliger — meist lymphozytärer — Infiltrate sowie durch nachfolgende Entmarkungsvorgänge in den proximalen Abschnitten des Neurons charakterisiert sind. Diese Entzündungen werden im allgemeinen durch belebte Agenzien — also Bakterien oder Viren — hervorgerufen. Die grobe Trennung: chemische Noxe — Polyneuropathie, belebtes Agens — Polyneuritis ist für die routinemäßige neurologische Klinik zweckmäßig und hinreichend.

Echte Entzündungen des peripheren Nerven sind bekannt bei Lepra, Lues, Tbc, Leptospirose, Gonorrhoe, Ruhr, Typhus, Parathyphus, Scharlach, Weilscher Krankheit, Malaria und Fleckfieber. Die Diagnose dieser Neuritiden dürfte dem Neurologen nicht schwerfallen, da die Grundkrankheit meist besonders ausgeprägt ist. Viel häufiger sind Polyneuritiden, die entweder als idiopathisch, rheumatisch oder viral bezeichnet werden. *Reisner* nimmt an, daß immer mehrere Faktoren zum Manifestwerden einer Neuritis führen, wie Rheumatismus, eitrige Prozesse (Fokus), Kachexie, Magen-, Darmentzündung. Ferner könen Toxine — z. B. bei Diphtherie —, aber auch allergische Reaktionen nach Tetanus-, Lyssa- und Thyphus-Schutzimpfungen zur Neuritis führen. Daneben spielen Erkältungen, lokale Unterkühlungen und Zugluft als unspezifisch auslösende Faktoren eine Rolle. Das besonders häufige In-Erscheinung-Treten in den Mangel- und Streßzeiten des ersten und zweiten Weltkrieges deutet an, daß dem Erreger keine zwangsmäßige kausale Funktion zukommt, sondern daß die durch verschiedene Stressoren modifizierte vegetative Abwehrlage des Organismus als mitbedingter Faktor bei der Entstehung der Neuritis in Rechnung zu stellen ist.

Klinisch kommt es fast regelmäßig zu Paresen der distalen Extremitätenabschnitte bei symmetrischer Bevorzugung. Bezüglich der Sensibilität überwiegen die subjektiven Empfindungen (Schmerz) über die objektiv feststellbaren Ausfälle. Die Qualitäten der Oberflächensensibilität sind etwa doppelt so häufig betroffen wie die der Tiefensensibilität. Charakteristisch ist die unscharfe Begrenzung, meist strumpf- bzw. handschuhförmig. Eine elektrische EAR ist nur bei ca. 25% zu erheben und stellt ein prognostisch ungünstiges Zeichen dar. Vegetativ-vasomotorische Störungen, wie Prickeln, Brennen, schmerzhafte Parästhesien, Kälte- oder Hitzegefühl, kommen bei 75% der

Fälle vor. Objektiv sieht man fallweise eine besondere Blässe oder livide Verfärbung der distalen Gliedabschnitte. Atrophien treten seltener auf (40%); sie zeigen ein Befallensein der trophischen Elemente an.

Im *Liquor* sieht man

1. einen normalen Befund;
2. die bekannte albumino-zytologische Dissoziation (Einweißvermehrung ohne Zellvermehrung);
3. Zell- und Eiweißvermehrung.

Die albumino-zytologische Dissoziation, von *Guillain-Barré* 1916 als klinische Sonderform gefunden, wird heute allgemein als unspezifisches Durchgangsstadium der Affektion angesehen *(Pette, Bannwarth, Reisner)*. Sie kommt bei etwa der Hälfte der Patienten zur Beobachtung. Nach wiederholten Punktionen sieht man Übergänge zur Zell- und Eiweißvermehrung. Das Maximum der Eiweißwerte ist nach *van Bogaert* zwischen dem 25. und 35. Tag erreicht. Aus der reinen Eiweißvermehrung kann man heute nicht mehr auf eine allergische Genese schließen. Allergische Reaktionen spielen bei allen Entzündungsprozessen — also auch im Nervensystem — eine Rolle. Den Stellenwert 1 als pathogenetischen Faktor kann man der allergischen Reaktion nur dann beimessen, wenn beim einschlägigen Fall auch andersartige allergische Reaktionen in der Anamnese feststellbar waren. Ein normaler Liquor wird bei ungefähr 20% der Patienten gefunden, was anzeigt, daß die Noxe bei diesen Fällen mehr peripher angreift und die intrameningealen Anteile am Entzündungsprozeß, zumindest zum Zeitpunkt der Punktion, nicht beteiligt sind. Nach *Krücke* besteht keine direkte Verbindung zwischen Subarachnoidal- und Perineuralraum, daher ist die Beschränkung des pathologischen Prozesses auf distale Regionen des Neurons erklärlich. Da der Liquorbefund keine prognostischen Schlüsse auf den Verlauf zuläßt, taucht die Frage auf, ob man grundsätzlich bei Polyneuritis eine Lumbalpunktion vornehmen soll. Ich würde glauben, daß eine LP durch den praktischen Neurologen nur dann indiziert ist, wenn ein besonders stürmischer Verlauf — d. h. eine rasche Zunahme der Funktionsausfälle — auftritt.

Eine solche Verlaufsform ist als *Landrysches Syndrom* bekannt. Dieses Aszendieren der Ausfälle wird heute ebenfalls nicht als spezifische Krankheitseinheit, sondern als Sonderfall einer malignen Verlaufsform angesehen *(Pette, Reisner)*. Bei der *Landryschen Verlaufsform* ist eine LP notwendig, schon um die örtlichen mesenchymalen Reaktionen beurteilen zu können, da allgemeine Zeichen der Entzündung — wie Fieber, Leukozytose, erhöhte Senkungsgeschwindigkeit — meist fehlen. Der Befall einzelner Hirnnerven ist selten, am häufigsten wird noch der N. facialis betroffen. Befallen werden alle Altersgruppen, die Dauer schwankt zwischen zwei und acht Monaten. Jahreszeitlich sehen wir in letzterer Zeit eine Häufung im Frühjahr. Betroffen werden dann meist die unteren Extremitäten, die nach drei bis sechs Monaten völlig ausheilen. Die Mortalität der Polyneuritis ist gering und wird von *Reisner* mit etwa 3% angegeben.

Ätiologisch werden heute mehrere Faktoren (oben angeführt) zur Auslösung einer Polyneuritis verantwortlich gemacht. Virale Infektionen wird man praktisch sehr häufig annehmen können, aber auch sie führen meist erst nach Koppelung mit anderen Faktoren zum Manifestwerden einer Polyneuritis.

Die Therapie ist im wesentlichen unspezifisch und besteht in der akuten Phase in Stärkung der Abwehrmechanismen und in der chronischen Phase in einer trophischen Förderung der Regeneration. Die allseits reichlich durchgeführte Vitamin-B_1-Medikation wird heute als unwirksam angesehen. Ausgenommen von dieser Skepsis sind nur i.v.-Gaben von hohen Dosen Vitamin B_{12}, die zumindest einen guten analgetischen Effekt haben. Wir geben in der akuten Phase hohe Dosen von Vitamin C (1000 mg täglich), wässerige Nebennierenpräparate (Percorten 50 mg) und bei aszendierendem Verlauf täglich Prednisoloninfusionen (Solu-Decortin-H 25 mg) oder zusätzlich 1 bis 2 Bluttransfusionen zu 250 ccm oder Gammaglobulin i. m.

In der **Heilphase** bei langsamer Regeneration einzelne Fieberstöße; am besten mit Pyrexal (Beginn mit $^1/_{20}$ Gamma — 0,1 ccm), ein- bis zweimal wöchentlich sowie die gesamte Batterie der physikalischen Therapie. Am wirksamsten und für den Patienten am wohltuendsten ist die Unterwassertherapie, aber auch Massage, soweit sie keine Schmerzen zur Folge haben. Heilgymnastik und Elektrotherapie stellen ebenfalls trophotrope Faktoren dar und sind eherne Bestandteile jeder Rehabilitation.

Sonderformen der Polyneuritis

Die **postdiphtherische Polyneuritis** wurde besonders von *W. Scheid* studiert. Nach ihm werden bis zu 20% der Diphtheriekranken davon befallen. Es besteht eine direkte Abhängigkeit von der Schwere der Infektion. Hirnnervenareale sind häufiger befallen als die Extremitäten. Es läßt sich eine Frühform an den Hirnnerven von der Spätform der Tetraplegie unterscheiden. Im allgemeinen sind die Funktionsausfälle reversibel. Bei schwerer Toxinausschüttung kommen bösartige *Landry-Formen* vor. Bei diesen helfen nach eigener Erfahrung aus dem zweiten Weltkrieg Bluttransfusionen und bemerkenswerter Weise auch Fieberstöße in der akuten Phase der Aszendierung. Pathologisch-anatomisch sind die Entzündungszeichen besonders an den spinalen Ganglien ausgeprägt, aber auch die vegetativen Nerven im Pharynx und Ösophagus, wie der Halssympathikus, zeigen schwere Veränderungen.

Die *Zosterneuritis*. Halbseitig auftretende Neuralgien mit segmental begrenzten Sensibilitätsstörungen lassen auch vor Auftreten der charakteristischen Hauteffloreszenzen an Zoster denken. Charakteristisch für Zoster-Infektionen ist, daß das allgemeine Krankheitsgefühl gegenüber den objektiven Lokalsymptomen stark ausgeprägt ist. Neben den Sensibilitätsstörungen kommen auch segmentale Paresen und vegetative Irritationen vor. Pathologisch-anatomisch bestehen lymphozytäre und plasmozytäre Infiltrate in den Spinalganglien, aber auch in den Nervenwurzeln, Meningen und im Rückenmark *(Lehrmitte)*. Die Schmerzen stehen neben dem reduzierten Allgemeinbefinden häufig derart im Vordergrund, daß nur höchste Dosen von Vitamin B_{12} i.v. und zusätzlich Phenothiazine Linderung schaffen. Die Neuralgien können oft monatelang über das akute Stadium hinaus anhalten.

Therapeutisch haben sich uns bei diesen hartnäckigen Fällen Fieberkuren und zusätzlich hohe Dosen von B_{12} bewährt. In letzter Zeit häufen sich Komplikationen in Form einer Zostermyelitis bzw. Zosternencephalitis. Das weist darauf hin, daß man bei Zosterneuritis alle zusätzlichen Stressoren (Alkohol, Sonnenbestrahlung usw.), zumindest in den ersten Tagen, fernhalten soll, um die Resistenz nicht zusätzlich zu schwächen.

Die **Facialisparese.** Trotz seltenen Befalls der Hirnnerven ist die Facialisparese relativ häufig. Ursächlich kommen verschiedene Virusinfektionen in Betracht (Zoster, Echoviren, Polio- und unbekannte Viren). Dort wo die Möglichkeit einer Virusdiagnostik gegeben ist, wird man bei gehäuftem Auftreten auf begrenztem Raum an eine Virusgenese denken müssen und mit dem Neutralisationstest und der Komplementbindungsreaktion den Nachweis zu erbringen suchen. Beim Zoster beweisen Herpesbläschen im Ohr die virale Genese. Bei solchen Fällen ist auch eine LP indiziert, die eine Zellvermehrung in wechselnder Höhe ergibt. Gelingt der spezifische Nachweis nicht, wird man sich auf die unbefriedigende Diagnose einer rheumatischen Facialisparese beschränken müssen.
Therapeutisch hat sich uns die Applikation von Prednisolon i.v. bewährt (jeden Tag 25 mg Solu-Decortin-H). In späteren Phasen wird man aus Mangel einer wirksamen Therapie zu den diversen elektrotherapeutischen Maßnahmen Zuflucht nehmen. Bei zu intensiver Therapie kommt es dabei zu Kontrakturen der befallenen Seite, die meist störender wirken als die Parese. Die verschiedenen Operationen mit Pfropfungen, beispielsweise des nervus hypoglossus in den peripheren Facialisstamm, haben sich nicht durchgesetzt.

Meningitis

Die Meningen sind nicht nur als mechanische, sondern auch als biologische Schutzhülle des ZNS anzusehen. Eine Entzündung dieser Hüllen stellt den Versuch dar, das Vordringen der Infektion in das ZNS zu verhindern. Wir konnten an einer Poliomyelitisepidemie aufzeigen, daß in einer Familie Kranke mit Lähmungen, Kranke nur mit Meningitis und solche nur mit Rachenkatarrh vorkommen. Je nach der Abwehrlage des Organismus wurde das Virus an der Schleimhautbarriere oder an der meningealen Barriere aufgehalten, oder es befiel erst nach Überspielen dieser Barriere das ZNS direkt. Aus diesem Modell ist ersichtlich, daß im Verlaufe jeder Meningitis ein Fortschreiten der Entzündung auf das Parenchym zustande kommen kann. Eine reine Meningitis wird man dann diagnostizieren, wenn allgemeines Krankheitsgefühl und objektiv Fieber, schlechtes Aussehen, Appetitlosigkeit und die typischen Zeichen der Nackensteifigkeit und des *Kernig*schen Phänomens bestehen. Die LP ist bei Meningitisverdacht immer indiziert und ergibt eine vermehrte Zellzahl. Eine Benommenheit deutet auf ein toxisches Hirnödem hin. Das Befallensein einzelner Hirnnerven ist meist Ausdruck einer toxischen Schädigung der basal austretenden Hirnnerven und noch nicht Symptom einer Läsion des ZNS. Starke Verwirrtheit, delirante Unruhe sowie spastische Paresen und Sensibilitätsstörungen, extrapyramidale Hyperkinesen, Reflex- und Tonusdifferenzen mit Pyramidenzeichen zeigen das Übergreifen der Entzündung auf das Parenchym im Sinne einer Encephalitis an.

Ätiologisch kommen Bakterien oder Viren in Betracht. Die typische Meningitis epidemica ist heute relativ selten und bedeutet für den Neurologen weder diagnostisch noch therapeutisch ein Problem. Im Liquor sind polynukleäre Elemente besonders vermehrt und lassen auch ohne Nachweis des Erregers im zentrifugierten Liquoraustausch an epidemische Meningitis denken. Die antibiotische Ära hat hier einen optimalen Wandel in der Therapie geschaffen. Die Pneumokokken-Meningitis kommt noch seltener vor, ist an sich bösartiger, ist aber ebenfalls durch antibiotische Therapie heilbar.

Die auch heute noch wichtige bakterielle Meningitis ist die tuberkulöse. Neben den typischen Meningitiszeichen ist der langsame körperliche Verfall charakteristisch. An Tbc-Abteilungen wird die Diagnose keine Schwierigkeiten machen. An allgemein-medizinischen Abteilungen wird der Neurologe beim klinischen Bild einer Meningitis mit Verschlechterung des Zustandes daran denken müssen und durch eine LP seine Vermutung zu erhärten suchen. Eine vorwiegend lymphozytäre Vermehrung der Zellzahlen mit Spinnwebengerinnsel (nicht spezifisch) und vor allem Tbc-Bazillen-Nachweis im zentrifugierten Liquorausstrich werden die Diagnose sicherstellen. Die Routinetherapie besteht heute in der Kombination von:

Streptothenat	1—2 g/die
INH	5 mg/kg/die
PAS	24 g auf 500 ccm Infusion täglich bis

zur kompletten Liquorsanierung. Zur Verhinderung von arachnitischen Verwachsungen mit der unheilvollen Blockbildung setzt man Prednisolon (25 mg täglich) der Infusion zu. Die alte Vorstellung, daß häufige Liquorpunktionen eine Druckenlastung darstellen und daß durch die Anregung der Liquorpunktion eine Entgiftung herbeigeführt wird, ist auch heute noch vertretbar. Anfangs tägliche, später seltenere Punktionen gehören neben den Antibiotika zur Standardtherapie. Die Zellzahl geht im allgemeinen der Schwere des Krankheitsbildes parallel, im Gegensatz zu den Polyneuritiden. Über Cortisonzusatz läßt sich allgemein sagen, daß bei jedem stürmischen Verlauf der Zusatz von täglich 25 mg Prednisolon angezeigt ist. Bei subakutem oder chronisch-torpidem Verlauf kann es durch Cortison zu einer Provokation und Verschlimmerung kommen.

Die abakteriellen Formen der Meningitis sind sehr häufig und laufen in der Literatur unter verwirrend vielen Bezeichnungen: Meningitis serosa *(Quincke)*, lymphozytäre Meningitis *(Wallgren)*, mononukleäre gutartige idiopathische Meningitis *(Fanconi)*, idiopathisch aseptische Meningitis *(Pette)*.

Das Gemeinsame dieser Meningitisformen liegt darin, daß sie nicht durch Bakterien hervorgerufen werden und daß sie mit einer Vermehrung der mononukleären Elemente im Liquor einhergehen. Eine einheitliche Ätiologie, wie sie von *Wallgren* diskutiert wurde, besteht sicher nicht. Als zweckmäßigste Bezeichnung möchten wir für diese Formen virale Meningitis vorschlagen, selbst wenn im Einzelfall das Virus noch nicht identifiziert ist.

Bei einer Gruppe von Viren ist dies schon der Fall. Die Tatsache, daß heute eine große Reihe von Viren im Laboratorium zu identifizieren ist, sollte den Neurologen dazu führen, bei unklaren Fällen möglichst in der ersten Woche Stuhl und Liquor einem Viruslaboratorium einzusenden. Die Nachweismethoden bestehen darin, die Stuhlproben mit Antibiotika bakterienfrei zu machen, dann auf Gewebe zu inokulieren und den zytopathogenen Effekt festzustellen. Durch weitere Passagen über Frischkulturen und durch Zusatz diverser Immunseren kann der Typus des Virus bestimmt werden. Im Neutralisationstest werden die neutralisierenden Antikörper mit dem Farb-Umschlag-Test nach *Salk* bestimmt. Die völlige Hemmung der Viruswirkung wird als Titer festgehalten. Schließlich werden mit der Komplement-Bindungs-Reaktion (KBR) komplementbindende Antikörper mit der Mikro-Tropf-Methode bestimmt. Für den praktischen Neurologen ist wichtig, daß diese Methoden nur in wenigen Speziallaboratorien durchgeführt werden und daß ein negativer Befund noch nicht eindeutig fixiert, daß nicht doch eine Virusinfektion vorgelegen hat. Besonders bei Stuhlproben aus der dritten und vierten Krankheitswoche fällt der Nachweis meist negativ aus. Man sollte demnach zur Einsendung der Stuhlproben möglichst die erste Krankheitswoche wählen. Mit zunehmender Routine der Viruslaboratorien werden die ätiologischen Aufklärungen in der großen Gruppe der viralen Meningitiden immer befriedigender werden.

In den letzten Jahren gelang es vorwiegend amerikanischen Forschern, die Gruppe der Echoviren zu identifizieren. Sie passen weder zum Poliomyelitisvirus noch zum Coxsackievirus und wurden daher als orphan (Waisenkind) bezeichnet. Der etwas sonderbare Name leitet sich her von: **e**nteric, **c**ytopathogenic, **h**uman und **o**rphan. Bis zum Jahre 1957 waren 19 Gruppen von Echoviren identifiziert. Die Gruppen 1, 2, 3, 4, 5, 6, 9, 14, 16 verursachen aseptische lymphozytäre Meningitiden.

Im Spätsommer treten diese Meningitiden sporadisch oder epidemisch auf und beginnen mit Fieber, Kopf- und Muskelschmerzen. Nach kurzen Intervallen tritt erneut für einige Tage Fieber auf, im Liquor besteht eine lymphozytäre Zellvermehrung, der Verlauf ist gutartig. Bei den Gruppen 2, 4, 6, 9, 16 können mitunter poliomyelitisähnliche Bilder einer Meningo-Encephalitis vorkommen. Der Verlauf ist ebenfalls gutartig. Das klinische Bild der viralen Meningitiden ist im allgemeinen, unabhängig von der Ätiologie, gleichförmig: Verkühlung oder grippaler Infekt gehen einige Tage voraus, dann treten Kopfschmerzen, Schwindel, Übelkeit und Erbrechen auf, das Allgemeinbefinden ist beeinträchtigt, es besteht eine wechselnde Nackensteifigkeit, die Bewußtseinslage ist benommen, die Zellzahl beträgt etwa 100 bis 600/3. In der Kolloidkurve besteht eine Lues- oder rechtsverschobene Meningitiszacke. Der Liquorzucker und Chloride sind normal. Dieses klinisch ziemlich gleichförmige Bild kann ätiologisch durch die verschiedensten Viren hervorgerufen werden (Echo, Polio, Coxsackie, Mumps, Masern, Varizellen, Herpes zoster).

Da diese Meningitiden im allgemeinen einen gutartigen Verlauf nehmen, besteht die Therapie in allgemeiner Kräftigung, Vitamin C, eventuell Novalgin gegen Kopfschmerz und das Fieber, somatische und psychische Schonung. Wie erwähnt, stellt diese Meningitis eine

Abwehrreaktion der mesenchymalen Barriere dar, und bei Schwächung der Abwehrlage durch zusätzliche Stressoren wie Alkohol, thermische, klimatische oder psychische Faktoren kann es zum Vordringen der Erreger ins Parenchym des ZNS kommen. Zur Diagnose einer Encephalitis sollte man sich erst entschließen, wenn sichere Zeichen einer Irritation oder eines Funktionsausfalles des Parenchyms in Erscheinung treten.

Myelitis

Die Myelitis gesondert von der Encephalitis abzuhandeln, ist dadurch berechtigt, daß klinisch ein bevorzugtes Befallensein des Rükkenmarks unter Schonung des Gehirns vorkommt. Praktisch von Bedeutung sind neben der klassischen Poliomyelitis Myelitisformen, die nach Zoster oder anderen Virusneuritiden auftreten können. Die Poliomyelitis ist in Ätiologie, Pathogenese und Klinik weitgehend geklärt, so daß in diesem Zusammenhang auf die Wiedergabe der dem Facharzt geläufigen Tatsachen verzichtet wird. Wenn einmal die anfälligen Bevölkerungsschichten generell durchgeimpft sind, wird diese Krankheit zumindest in ihrer bösartigen paralytischen Form praktisch verschwinden. Wichtig für den Neurologen ist aber, daß trotz vollzogener Impfung poliomyelitisähnliche Krankheitsbilder auftreten können, die durch andere Viren hervorgerufen werden, z. B. durch das Virus der Frühsommer-Encephalitis. Die Entzündung bei der Poliomyelitis ist nicht nur an die Vorderhorn-Ganglienzellen gebunden, wie nach den klinischen Ausfällen zu erwarten wäre, sondern praktisch ubiquitär, vor allem an den Zellen der *Clarke*schen Säule. Allerdings gehen nur die Vorderhorn-Ganglienzellen zugrunde, was von einer irreversiblen Lähmung der betreffenden Muskeln gefolgt ist. Therapeutisch hat sich bei uns bewährt, nichtbefallene nichtgeimpfte Familienmitglieder oder Heiminsassen in der Phase der Schleimhautaffektionen (Rachen- oder Darmentzündung) mit Gammaglobulinen zu behandeln. Bei dramatisch akut verlaufenden Fällen hat sich die Bluttransfusion von 300 bis 500 ccm Frischblut bewährt.

Grundsätzlich kann bei jeder Virusinfektion das Rückenmark befallen werden. Wir selbst haben einen Fall von Zoster beschrieben, der nach mehrstündiger Sonnenbestrahlung eine Querschnittsmyelitis bekam. *H. Hoff* sah in den letzten Jahren nach viralen Radikulitiden Querschnittsmyelitis, die mit völliger Destruktion des Parenchyms einherging. Über die zunehmende Malignität viraler Infektionen besteht daher kein Zwefel. Für den praktischen Neurologen wichtig ist, daß auch bei harmlosen viralen Infektionen eine größtmögliche psychische und somatische Schonung angezeigt ist, damit nicht durch zusätzliche Belastungen die Abwehrlage des Organismus geschwächt wird. Besonders wichtig ist dies bei Kranken, die aus anderen Gründen eine längere Zeit hindurch Cortison konsumiert haben. Gerade diese benötigen in der Infektphase mehr als ihre übliche Dosis. Die Patienten hören aber oft während der Infektion auf, ihr Cortison zu nehmen, weshalb es dann häufiger zu Komplikationen des Nervensystems kommt.

Encephalitis

Eine Gruppierung der Encephalitis wäre denkbar:

1. klinisch nach dem charakteristischen Verlauf und den Funktionsausfällen;
2. ätiologisch nach dem gesicherten Erreger;
3. pathologisch-anatomisch nach der spezifischen Art der Parenchymschädigung oder nach dem charakteristischen topischen Befallensein.

Keine dieser Einteilungen schafft eine volle Befriedigung. Die klinischen Verläufe sind stereotyp. Beginn mit Kopfschmerzen, Schwindel, meningealen Erscheinungen, dann Bewußtseinstrübungen, Verwirrtheit, Delirien, extrapyramidale Hyperkinesen, Krampfanfälle, spastische Phänomene, Koma. Diese Schablone der Encephalitiden läßt sich bei fast allen Formen aufzeigen, so daß aus der klinischen Verlaufsform kein Hinweis auf die Spezifität des Prozesses gegeben werden kann. Der Erregernachweis ist beim heutigen Stand der Virusforschung nur in einem gewissen Prozentsatz möglich. Am exaktesten gelingt eine Gruppierung der Encephalitiden nach der Histopathologie der Gewebeschädigungen, wobei weniger der spezifische morphologische Schaden als die Topik als Einteilungsprinzip herangezogen werden kann. *Seitelberger* meint, daß bestimmte Hirnregionen einen gleichen Stoffwechsel haben und daher durch ein bestimmtes Virus gleiche Regionen elektiv geschädigt werden können.

Encephalitis durch bekannte Erreger

Hierher gehört zunächst die Meningo-Encephalitis durch verschiedene Eitererreger, bei der primär die Meningen befallen werden, von wo die Entzündung ins Parenchym fortschreitet. In diese Gruppe der bakteriellen Encephalitis gehört auch die metastatische oder embolische Herdencephalitis, die besonders bei Endocarditis lenta zur Beobachtung kommt. Klinisch ist hier wichtig, daß neben dem charakteristischen Encephalitissyndrom die allgemeinen Krankheitszeichen wie Fieber, Leukozytose und reduzierter Allgemeinzustand im Vordergrund stehen.

In Europa ist die Toxoplasmose wichtig. Ca. 17% der Embryopathien entstehen durch Toxoplasmose. Daraus geht hervor, daß die gefährliche Form durch eine intrauterine Infektion der erkrankten, aber praktisch erscheinungsfreien Mutter zustande kommt. Die erkrankte Mutter hat nie cerebrale Symptome, sondern nur uncharakteristische Muskelschmerzen und cervikale Lymphknotenschwellungen, fallweise mit Temperaturen. Bei der Schwangerenberatung sollte der Arzt bei Verdacht im dritten Monat einen Hauttest mit Toxoplasmose-Antigen und im achten Monat einen Farbtest nach *Sabin-Feldman* durchführen lassen. Dies vor allem deshalb, weil durch eine Behandlung der Mutter mit Sulfonamiden eine Heilung der Mutter und eine Hintanhaltung einer embryonalen Schädigung erreicht wird. Die erkrankten Kinder sind oft Frühgeburten, meist untergewichtig, haben Fieber, extrapyramidale und spastische Syndrome, cerebrale Krampfanfälle und vor allem psychische Defekte. Besonders charakteristisch sind Augensymptome (Chorioretinitis). Der Liquor zeigt eine Zell- und Eiweißvermehrung und Xanthochromie. Am Beginn der Krankheit können die Protozoen im Liquor gefunden werden. Im Schädel-Röntgen sind feindisperse Verkalkungen sichtbar, und ein Hydrocephalus. Der Farbtest nach *Sabin-Feldman* ist positiv, d. h. minde-

stens 1 : 256. Histologisch findet man granulomatöse Entzündungen mit Zysten, Nekrosen und Kalkablagerungen. Am Rande davon werden auch Erreger gefunden.
Rickettsien sind bekanntlich die Erreger der Fleckfieber-Encephalitis, die im Weltkrieg eine große Bedeutung hatte, heute jedoch in Europa nicht mehr vorkommt.

Virusbedingte Encephalitiden

Enteroviren: Poliomyelitis, Echo und Coxsackie AB. Diese Viren sind biologisch indentifiziert und können klinisch das typische Bild des Encephalitissyndrom hervorrufen. Nicht jede Infektion führt zu einer manifesten klinischen Erkrankung. Bei der Poliomyelitis etwa 1 : 100 bis 1 : 200.

Mumps und Zoster: Das ZNS ist bei etwa 36% der Mumpskranken befallen. Klinisch tritt eine Encephalitis nur selten in Erscheinung. Der Beginn, während oder kurz nach der Drüsenschwellung mit Fieber, Nackensteifigkeit, Benommenheit, gelegentlich Verwirrtheit und Delirien; von Hirnnerven sind die Augenmuskeln und der Facialis häufiger befallen; spastische Syndrome und Hyperkinesen. Der Liquor zeigt Zellvermehrung, später Eiweißvermehrung, der Liquorzucker ist normal. Aus dem Liquor wird das Virus gezüchtet. Für den Kliniker ist wichtig, daß die Mumpsencephalitis ohne Defektsymptome ausheilt *(W. Scheid)*, im Gegensatz zu den postvakzinalen Encephalitiden. Bei Verdacht ist es ratsam, am Beginn der Erkrankung durch eine einmalige Blutentnahme mit der KBR die Spezifität festzustellen. Histologisch sind perivasculäre Rundzelleninfiltrate vorhanden, vorwiegend in der grauen Substanz des Mittelhirnes, Haube, Brücke, Medulla und im vierten Ventrikel, daneben gefäßabhängige Entmarkungsherde, ähnlich der postvakzinalen Encephalitis. Von der später nach der Drüsenschwellung auftretenden Form wird angenommen, daß sie durch einen neuroallergischen Mechanismus entsteht.
Die Zosterencephalitis ist etwas häufiger geworden und tritt vor allem dann auf, wenn durch zusätzliche Stessoren eine Propagierung des Virus zustande kommt.

Lyssa: Das neurotrope Virus wird von Hund, Katze usw. durch den Speichel auf den Menschen übertragen. Die Erkrankung ist heute sehr selten in Europa. Ergänzend zu den umfassenden Beschreibungen ist vielleicht nur erwähnenswert, daß die bekannten **Negrischen Einschlußkörperchen** auch in den Ganglienzellen des Halssympathikus aufscheinen und daher intra vitam die Diagnose sichern können.

Die **lymphozytäre Choriomeningitis** wird durch ein Virus von der Maus auf den Menschen übertragen. Neben der Meningitis kommt es dabei selten auch zu Encephalitis. Der Virusnachweis aus Blut und Liquor gelingt nur im fieberhaften Stadium. Mit KBR und Neutralisation kann die Spezifität gesichert werden.

Encephalitiden durch **Arbor-Viren** (arthropode born animal virus). Diese Viren vermehren sich in Arthropoden, ohne den Wirt zu schädigen. Durch Biß beim Blutsaugen gelangen sie in den Menschen. Zu dieser Gruppe gehören: Die Encephalitis St. Louis, Japonica, Pferdeencephalitis, australische X-Encephalitis, Louping ill (in Europa nur als Laboratoriumsinfektion) und heute auch die früher nur in Rußland vorkommende Frühsommer-Encephalitis. Wie der Name sagt, tritt sie meist im Frühsommer auf, in einem geographischen Streifen, der von der Nordsee quer durch Europa zur Adria zieht.

Die Krankheit beginnt uncharakteristisch, und nach einem freien Intervall treten meningeale Erscheinungen auf, später kommen Lähmungen an den proximalen Partien der oberen Extremitäten und im Nacken dazu. Bei Verschlechterung des Bildes kommt es zum Koma, der Tod tritt durch Kreislaufversagen ein. Der biologische Nachweis gelingt mit KBR und neutralisierenden Antikörpern. Der direkte Erregernachweis ist selten. Histologisch ist überwiegend die graue Substanz betroffen (Mittelhirn, Brücke, Medulla, retikuläre Kerngebiete). Für die Virusinfektion charakteristisch ist die primäre Schädigung des Parenchyms mit starker Neuronophagie. Ein signifikanter Unterschied gegenüber der Poliomyelitis besteht darin, daß bei der F.S.E. auch das Kleinhirn und der Thalamus schwere Veränderungen zeigen. Klinisch läßt sich diese F.S.E. von der echten Poliomyelitis kaum unterscheiden. Dies ist für den praktischen Neurologen wichtig, da ein poliomyelitis-geimpftes Kind von dieser Virusinfektion befallen werden kann.

Wahrscheinlich virusbedingte Encephalitis

Hierher gehören Encephalitiden, die wahrscheinlich durch ein Virus hervorgerufen werden, bei denen der Virusnachweis aber noch nicht gelungen ist.

a) die **Encephalitis lethargica Economo,** die seit 30 Jahren höchstens vereinzelt beobachtet wurde und die vermutlich durch ein bis jetzt unbekanntes Virus hervorgerufen wurde;
b) die **subakute Einschlußkörperchen-Encephalitis** *(Dawson);*
c) die **subakute sklerosierende Leukencephalitis** *(v. Bogaert);*
d) die **einheimische Panencephalitis** *(Pette, Döring);*
e) die **Herpes-simplex-Encephalitis.**

Die Gruppen b bis e haben als gemeinsames Kriterium azidophile Einschlußkörperchen, die in Ganglienzellen und in Oligodendrozellen aufscheinen. Diese Tatsache der Einschlußkörperchen wurde von *Krücke* als Einteilungsprinzip verwendet, wobei das Vorhandensein von Einschlußkörperchen eine Virusgenese wahrscheinlich erscheinen läßt, obwohl bis jetzt kein Erreger identifiziert werden konnte.

Die Encephalitiden der Gruppe b bis d treten hauptsächlich bei Kindern oder Jugendlichen auf. Der Krankheitsverlauf ist meist subakut und beginnt fast immer mit dem Abfall intellektueller und psychischer Leistungen. Später treten Myoklonismen hinzu, die rhythmisch in einzelnen Muskelgruppen auftreten, ferner Jackson-Anfälle, bizarre Haltungsanomalien, Opisthotonushaltungen, ähnlich der Enthirnungsstarre, Pyramidenzeichen sind konstant. Die subakute Einschlußkörperchen-E. von *Dawson* und die s.s.L.E. nach *v. Bogaert* führen bei massiver Kachexie innerhalb Wochen bis Monaten zum Tode. Bei der *Pette*schen Form ist Übergang in Heilung möglich. Der Liquor zeigt leichte Zell- und Eiweißvermehrung. Besonders charakteristisch ist nach *Radermaker* das EEG. Es zeigt rhythmische Perioden hoher langsamer Wellen, die synchron mit den Myoklonismen ablaufen. Histologisch sind perivaskuläre Infiltrate vor allem in der grauen Substanz und die oben erwähnten Einschlußkörperchen vorhanden. Bei der s.s.L.E. besteht darüber hinaus eine symmetrische entzündliche Reaktion in der Marksubstanz der Hemisphäre mit Fasergliose und geringen Markscheidenläsionen mit Fettabbau. Der Thalamus ist stark betroffen, der Hirnstamm gering. Klinisch sind der psychische Verfall und die motorischen Sensationen so typisch, daß die Diagnose relativ leicht zu stellen ist.

Die **Herpes-simplex-Encephalitis** kommt ebenfalls bei Kindern vor, beginnt mit Fieber, meningealen Erscheinungen und geht in Stupor oder Delirien über. Hirnnervenausfälle, Paresen und Sensibilitätsstörungen kommen vor. Im Liquor besteht Zell- und Eiweißvermehrung. Die Kinder sterben unter schweren Bewußtseinsstörungen nach kurzem Verlauf. Histologisch bestehen perivaskuläre Infiltrate, halbseitig stärker ausgeprägt, Kleinhirn und Hirnstamm sind verschont. Eosinophile Einschlußkörperchen finden sich in Ganglien und Oligodendrazellen. Trotz der Verschiedenheit des klinischen Verlaufs erfolgt daher die Zuordnung zu dieser Gruppe.

Grippeencephalitis. Zu dieser Gruppe der vermutlich durch ein Virus erzeugten Encephalitiden gehört auch die Grippeencephalitis. Nach *Seitelberger* sind die zentral-nervösen Ausfallserscheinungen nach Grippe nosologisch nicht einheitlich. Es gibt eine echte Virusencephalitis durch das Grippevirus A-B, ferner eine parainfektöse Encephalitis nach Grippe und schließlich eine allergische Begleitencephalitis. Die echte Grippevirus-Encephalitis beginnt mit Fieber, Somnolenz, Verwirrtheit, Mittelhirn-Symptomatik, hat im Liquor eine Zell- und Eiweißvermehrung und ein pathologisches EEG. Sie kann in Heilung übergehen oder zum Tode führen. Histologisch sieht man eine diffuse lymphozytäre Meningoencephalitis mit intranukleären Einschlußkörperchen, was die Virusgenese wahrscheinlich macht. Die parainfektiöse Encephalitis hat eine ausgeprägte neurologische Symptomatik, geringe Liquorveränderungen und einen meist gutartigen Verlauf. Histologisch zeigt sie das Bild einer postinfektiösen perivenösen Encephalitis. Die symptomatische Begleitencephalitis zeigt cerebrale Kreislaufstörungen als Folgen des toxischen Kollaps. Nur die erste Form der echten Grippe-Encephalitis gehört mit ihren Einschlußkörperchen in diese Gruppe.

Encephalitis unbekannter Genese

Hierher gehören die para- und postinfektiöse Encephalitis, die akute hämorrhagische Leukencephalitis *(Hurst)* und die demyelinisierenden Encephalitiden.

Die **para- oder postinfektiöse E.** treten auf nach Masern, Röteln, Varizellen, Mumps, Pertussis, Grippe (siehe oben) und nach Impfungen mit Pocken, Pertussis, Lyssa. Das klinische Bild und der Verlauf stimmen mit der viralen Encephalitis überein. Zwischen Infektionskrankheit und Beginn der Encephalitis liegt meist ein Zeitraum von 8—10 Tagen. Der Verlauf ist akut oder subakut und führt bei ca. 40% der Fälle zum Tode. Histologisch findet man perivenöse lympho- und plasmazelluläre Infiltrate, vorwiegend in der weißen Substanz. Ferner gefäßbedingte, unscharf begrenzte Entmarkungsherde und Fettkörnchenzellen. Als Ursache dieser Encephalitiden nimmt man heute eine Antigen-Antikörper-Reaktion im Sinne eines neuro-allergischen Mechanismus an *(Pette)*.

Die **akute hämorrhagische Leukencephalitis** *(Hurst)* beginnt mit allgemeinen Symptomen und Paresen und kommt innerhalb weniger Tage zum Exitus. Histologisch findet man kleine hämorrhagische Herde im Markweiß. Es wird ebenfalls eine allergische Genese angenommen.

Die **Therapie der Encephalitiden** kann leider in wenigen Worten abgehandelt werden. Eine antibiotische Therapie ist unwirksam. Von Prednisolon-Infusionen — zweimal täglich 25 mg — haben wir den Eindruck, daß man in einzelnen Fällen einen entscheidenden Umschwung erzielt. Zur symptomatischen Entwässerung hat sich uns 20%iges Humanalbumin, zweimal täglich 10 ccm, bewährt. Im übrigen ist wesentlich: eine gute Pflege durch Lagerung, evtl. künstliche Ernährung, Kochsalzinfusionen und eine gewisse Wärmezufuhr mit Thermophor oder Heizkissen.

Aus der Gruppe der demyelinisierenden Encephalitiden soll nur die **Multiple Sklerose** besprochen werden, da die konzentrische Sklerose, die Neuromyelitis optica und die diffuse Sklerose *(Schilder)* sehr seltene Untergruppen darstellen und in ihrer klinischen Symptomatik nur unwesentlich abweichen.

Die Multiple Sklerose (M.S.) als Krankheit ist über 100 Jahre bekannt,

und trotzdem wissen wir nichts Sicheres über Ätiologie und Pathogenese. Klinische Symptomatik und Verlauf sind dem Neurologen so geläufig, daß auf eine Wiedergabe verzichtet wird.
Was können wir aus dem allgemeinen Krankheitsverlauf ablesen? Die M.S. ist zweifellos eine Krankheit, die im Gegensatz zu den Systematrophien des Nervensystems den gesamten Organismus befällt. Der gesamte mesenchymale Abwehrapparat ist im Verlauf einer M.S. primär irritiert und letztlich erschöpft. Die rheumatischen Vorkrankheiten *Pettes* kommen nicht nur vor dem Auftreten der neurologischen Erscheinungen vor, sondern treten auch im späteren Verlauf immer in Erscheinung. Wir bezeichnen diese schmerzhaften Muskel- und Gelenkssensationen als **Mesenchymschub.** Erst nach Überwindung dieser mesenchymalen Barriere tritt die M.S.-Noxe ins Parenchym des ZNS und verursacht dort die bekannten Läsionen. Dieses Phänomen scheint klinisch als Schub auf **(Ektodermschub).** Klinisch können wir diesen nur erkennen, wenn Regionen betroffen werden, durch die bekannte Funktionsbahnen laufen. In stummen Hirnregionen bleiben solche Ektodermschübe klinisch unerkannt. Wir haben in unserem Krankengut zwei Fälle, die klinisch als *M. Alzheimer* diagnostiziert wurden und bei denen die Obduktion ausschließlich im Hemisphärenmark gelegene M.S.-Herde aufdeckte. Neurologische Ausfallserscheinungen haben bei diesen Patienten nicht bestanden.
Die mesenchymale Irritation erkennt man einerseits aus der Dysproteinämie mit der charakteristischen Vermehrung der Gammaglobuline, andererseits aus dem des Knochenmarks. Bei günstiger Abwehrlage sehen wir im Knochenmark reichliche phagozytierende Retikulumzellen und Plasmazellen (Reizmark), bei ungünstiger Abwehrlage dagegen Bilder wie bei einer aplastischen, aregeneratorischen Anämie (Erschöpfungsmark). Die Werte der Nebennierenrinden-Hormone sind in den späteren Erschöpfungsphasen hochgradig reduziert. Werte von 3 mg% der 17-Ketosteroid-Ausscheidung sind keine Seltenheit. Auch in der Haut der nichtgelähmten Körperpartien konnten wir eine besondere Atrophie der bindegewebigen Texturen sowie massive Schäden am peripheren, vegetativen Retikulum aufzeigen.
In **experimentellen Entmarkungsversuchen**, bei denen wir M.S.-Serum mit einem Rückenmarksstück eines verstorbenen Patienten

24 Stunden bebrüteten, konnten wir zeigen, daß es zu typischer Auflösung der Markscheiden mit Erhaltung der Achsenzylinder kommt. Diese Befunde bestätigen die Annahme *Hallervordens* in der Hinsicht, daß das myelolytische M.S.-Agens aus dem Blut ins Parenchym des ZNS gelangt. Wann und unter welchen Voraussetzungen ist allerdings völlig unklar. Die Versuche von *Ferraro, Kabat, Freund, Wolf* u. a., die mit Injektionen von Hirnbrei, Lanolin und Adjuvanzien tierexperimentell eine demyelinisierende Encephalomyelitis erzeugen konnten, erklären meiner Ansicht nach eher die Genese der post- und parainfektiösen Encephalitis als die der M.S. Es ist bisher noch nicht gelungen, ein der M.S. analoges Krankheitsbild mit Schüben und Remissionen im Tierversuch zu erzeugen. Gerade der Verlauf mit Schüben und Remissionen ist aber das Charakteristische an dem variablen Bild der M.S. Die Entmarkung an sich ist eine unspezifische Reaktion des ZNS auf verschiedene Noxen.

Welche Vorstellungen über die **Ätiologie** der M.S. kann man sich aus dem Gesagten machen? Eine typische allergische Genese kommt sicher nicht in Frage. Allergische Mechanismen spielen bei allen Infektionskrankheiten eine Rolle, aber nur als pathogenetischer und nicht als ätiologischer Mechanismus. Die chronische Erschöpfung des gesamten Organismus, wie wir sie im Verlauf einer M.S. immer wieder sehen, spricht für eine chronische Entzündung, die vermutlich durch ein belebtes Agens hervorgerufen wird. Dieses Agens bewirkt im Organismus zunächst eine mesenchymale Abwehrreaktion (Mesenchymschub). Bei Überspielen dieser Barriere kommt es zum Ektodermschub mit Vordringen der Noxe ins ZNS.

Der Wechsel zwischen Aggression der Noxe und Abwehr des Mesenchyms bestimmt den Verlauf der Krankheit und das Schicksal des Patienten. Wir kennen Patienten mit schlechter Abwehrlage, die innerhalb 4 Jahren ad exitum kamen, und wir haben an unserer Abteilung M.S.-Patienten, die vor 30 Jahren ihren letzten Schub durchgemacht haben. Als Erreger käme am ehesten ein ubiquitäres Virus in Betracht, das ähnlich wie bei der Herpes-Encephalitis nur selten zur klinischen Krankheit führt. *Sigurdson* hat in letzter Zeit eine demyelinisierende, übertragbare Krankheit bei Schafen in Island beschrieben. Diese Krankheit heißt Visna, wird durch ein ultravisibles Virus übertragen, hat eine jahrelange Inkubation und verläuft ebenfalls in Schüben. Es ist dies das erste Beispiel einer Spontanerkrankung bei Tieren, die mit Schüben und Remissionen einhergeht und zu Entmarkungen führt.

Diese pathogenetischen Gesichtspunkte ergeben auch die Richtlinien für die **Therapie:** Wichtig ist das Fernhalten zusätzlicher Stressoren wie: Infektion, Arbeitsüberlastungen, Erkältungen mit körperlichen Strapazen, psychische und hormonale Streß-Situationen (Schwangerschaft). Alle die Abwehrkraft stärkenden Maßnahmen wirken sich vorübergehend oder auf längere Dauer günstig aus. In dieser Hinsicht sind Vitamin-C-Gaben, Nebennierenrinden-Präparate und Bluttransfusionen wirksam. Cortison hilft nur im Schub. In der Remissionsphase ist es eher schädlich. Herdsanierungen führen wir immer durch, um zusätzliche fokal-allergische Reaktionen auszuschalten. In einer statistischen Arbeit über 400 Fälle konnten wir zeigen, daß die durchschnittliche Lebensdauer der Herdsanierten 20 Jahre, der Nichtsanierten 15 Jahre betrug. Bei der chronisch progredienten Verlaufsform helfen am ehesten Infusionen mit Proresid (tägl. 800 mg) in 250 ml Laevulose, 20 Infusionen insgesamt.

Man muß sich darüber im klaren sein, daß man diese Krankheit heute nicht heilen kann, sondern daß durch eine unspezifische Stärkung der Abwehrkraft nur eine mehr oder minder lang dauernde Remission erzielt wird.

Die zerebrale Gefäß-Sklerose

Bei allen subjektiven Beschwerden des höheren Lebensalters vom Kopfschmerz bis zur Vergeßlichkeit bekommt der Klagende die Etikette: zerebrale Arteriosklerose und wird mit den Worten getröstet: »das sei eben der Kalk«. Nun, die Arteriosklerose der zerebralen Gefäße ist eine pathologisch-anatomische und keine klinische Diagnose. Man ist bei der Hirnobduktion immer wieder erstaunt, wenn man bei geistig schwerst abgebauten Kranken makroskopisch und mikroskopisch keinerlei Zeichen einer Arteriosklerose sieht. Andererseits ist man überrascht, bei der Sektion schwerste Strukturveränderungen der Gehirngefäße mit maximaler Einengung der Lumina zu sehen, ohne daß der Lebende besondere Abbauerscheinungen oder Defekte geboten hätte.

Damit verschiebt sich das Problem der mangelnden Ernährung des zentral-venösen Substrates von der strukturellen Gefäßläsion auf die hämodynamische Insuffizienz. Eine mangelhafte zerebrale Nutrition kann entweder durch eine metabolische Fehlsteuerung zustande kommen (Beispiel präsenile oder senile Demenz) oder durch eine Mangeldurchblutung. Diese Mangeldurchblutung kann ihrerseits wieder durch eine arteriosklerotische Struktur der Gefäße, aber auch durch eine hämodynamische Insuffizienz bedingt sein.

Die hämodynamische Insuffizienz führt im Zentralnervensystem zu folgenden klinischen Bildern:

1. akute Dekompensation
   a) hämodynamische zerebrale Dekompensation
   b) encephalomalazischer oder hämorrhagischer Insult
2. chronische Mangeldurchblutung
   a) zerebrales Reizsyndrom (pseudoneurasthenisches Vorstadium)
   b) zerebrales Defektsyndrom (Demenz)

Die hämodynamische zerebrale Dekompensation

Der unmittelbare genetische Faktor, der zum Bild der zerebralen Dekompensation führt, ist eine hämodynamische Insuffizienz, die durch ein Nachlassen der Herzkraft, durch einen zusätzlichen grippalen Infekt, nach einer Leistungsüberforderung, nach scheinbar banalen affektiven Streß-Situation oder nach einem Schädeltrauma einsetzt. Diese akute Dekompensation führt zu einer Veränderung der Bewußtseinslage, zu einer Veränderung im affektiv-emotionellen Verhalten, zu einer veränderten Motorik und zu einer reduzierten Denkkapazität. Die Bewußtseinslage ist eingeengt oder benommen, sie kann jedoch bis zur Bewußtlosigkeit und zum Koma aufgehoben sein. Das affektiv-emotionelle Verhalten ist inadäquat, das heißt, es kommt zu einer der Situation nicht angepaßten dysphorischen Verstimmung, zu einer Lethargie oder Apathie oder zu einer gereizten, gespannten Stimmungslage. Der gewohnte affektive Kontakt zur Umwelt ist sichtbar verändert, meist blockiert. Die Motorik zeigt vor allem in der epikritischen Feinmotorik eine Behinderung. Das Zuknöpfen von Manschettenknöpfen, das Einfädeln von Nähnadeln, das Hantieren mit Eßgeräten, aber auch das Stiegensteigen zeigt Ungeschicklichkeiten, obwohl keine direkten Paresen bestehen. Das produktive Denken ist verlangsamt, das Erkennen des kritischen Details, die Beurteilung einer Situation und der adäquate Entschluß sind in auffallender Weise blockiert oder verlangsamt. In der schwersten Ausprägung liegt der Patient verwirrt im Bett, ist zeitlich und örtlich desorientiert und zeigt eine delirante motorische Unruhe bis zur Bettflüchtigkeit. Dieses Durchgangssyndrom ist das erste Alarmsignal eines vaskulären Versagens. Es zieht sich, alternierend auftretend, wie ein roter Faden durch das spätere Leben des Sklerotikers. Im EEG sieht man eine verlangsamte Wellenproduktion mit Auftreten von Theta- und Deltawellen, in schweren Fällen eine fehlende Alpha-Blockierung. Das Erkennen ist für den Praktiker sehr wichtig, da er durch eine intensive Kreislaufstimulierung mit Strophanthin, Gilutensin, Complamin und ähnlichen Präparaten in Stunden bis Tagen diesen Zustand wieder rekompensieren kann.

Der encephalomalazische oder hämorrhagische Insult

Die Encephalomalazie entsteht durch eine akute hämodynamische Insuffizienz, sie tritt meist in den Morgenstunden oder während des Mittagsschlafes auf. Die klinischen Symptome beginnen langsam, der

Defekt breitet sich allmählich aus, das Bewußtsein ist erhalten. Bei 150 obduzierten Fällen an unserer Abteilung war das Durchschnittsalter 63 Jahre, der Blutdruck-Mittelwert 170/95, 126 Fälle hatten eine typische Kapselhemiplegie, 24 Fälle eine Hirnstamm-Symptomatik. 53% zeigten eine mäßige Arteriosklerose der Hirngefäße, 47% zeigten keine pathologischen Gefäß-Befunde. 30% zeigten eine Arteriosklerose der extrazerebralen Gefäße (Carotis interna, Vertebralis, Subclavia, Aorta). Die extrakranielle Arteriosklerose als Ursache von encephalomalazischen Insulten ist heute insofern von Bedeutung, als durch chirurgische Operationen Korrekturen zur Verbesserung der zerebralen Blutversorgung möglich sind. Aus diesen Zahlen geht hervor, daß das Bestehen einer Arteriosklerose keine absolute Voraussetzung für die Entstehung eines encephalomalazischen Insultes ist und daß die hämodynamische Insuffizienz das letzte Glied der pathogenetischen Kausalkette darstellt. Thrombosen konnten bei unserem Obduktionsgut nur in 5 Fällen aufgezeigt werden, was demonstriert, daß ein thrombotischer Gefäßverschluß als Ursache einer Encephalomalazie zu den seltenen Ereignissen gehört. Therapeutisch kommt nach unserer Erfahrung nur eine Stimulierung bzw. Aktivierung des Kreislaufes in Betracht, und zwar bevorzugt mit Strophanthin 1/4 mg täglich. Dexamethason 5 mg setzen wir zur Schock- und Ödembekämpfung in der akuten Phase hinzu. Kreislaufaktive Drogen wie Complamin, Peripherin, Instenon sind gleichfalls indiziert, vor allem in der Rehabilitationsphase. Der Blutdruck muß auf konstanter Höhe gehalten werden. Von rein gefäßerweiternden Medikamenten ist bezüglich der Hämodynamik nichts zu erwarten, in letzter Zeit ist man davon weitgehend abgekommen. Neuroleptische Medikamente sind zu vermeiden, da sie zu einer Verstärkung des Sauerstoffmangels führen. Die Rehabilitationsmaßnahmen in Form von Lagerungen, passiven und aktiven Bewegungsübungen sollen so bald wie möglich gestartet werden.

Die zweite Form einer akuten lokalen Dekompensation stellt der hämorrhagische Insult dar. Er tritt ungefähr 10mal so selten auf wie der encephalomalazische Insult. Die Voraussetzung der Entstehung ist immer eine Hypertonie. Das Ereignis tritt plötzlich ein, geht mit tiefer Bewußtlosigkeit einher und ist von schnarchender Atmung begleitet. Das Gesicht ist dabei meist hochrot. Die Blutung erfolgt fast immer im striolentikulären Bereich und führt bei 90% zum Tode. Die leistungsbetonten Pykniker neigen bevorzugt zu dieser Komplikation. Ihre Vitaldynamik ist so ausgeprägt, daß sie selten zu einer ruhigen Lebensweise mit hypotensiver Sedierung zu bringen sind. Die Therapie ist meist erfolglos. Kommt es zu einer Autotamponade, dann kann man durch entwässernde Injektionen wie Lasix oder Humanalbumin das Begleitödem beseitigen und die Hirndrucksteigerungen bessern. Kommt der Patient wieder zu Bewußtsein, dann ist die Prognose günstiger und solche Fälle eignen sich dann auch zu neurochirurgischen Eingriffen mit Entfernung der Bluthöhle. Der praktische Arzt ist bei der Hirnblutung machtlos.

Das zerebrale Reizsyndrom (pseudoneurasthenisches Stadium)

Es stellt die erste Dekompensationsphase der chronischen Mangeldurchblutung dar. Die differenzierten Funktionen der Persönlichkeit erleiden einen Funktionswandel. Es kommt zu Einbußen im ethischen Bereich, bei Männern mit sexuellen Entgleisungen. Im ästhetischen Bereich tritt ein Verlust der zivilisatorischen Gepflogenheiten wie Körperpflege und Lebensgewohnheiten ein. Im motorischen Bereich kommt es zum Verlust der epikritischen Motorik, das heißt, Planung und Ausführung von feinmotorischen Handlungen zeigen eine Verlangsamung, einen Präzisionsverlust, eine mangelnde Planung und eine vorzeitige Ermüdung.
Leichte Charakteranomalien erfahren eine Zuspitzung, der Sparsame wird geizig, der Empfindliche wird paranoid usw. Begleitet sind diese pathologischen Verhaltensweisen von einer gereizten dysphorischen Stimmungslage, wobei meist eine affektive Abstumpfung zu beobachten ist. Als Therapie dieser initialen Dekompensation geben wir immer eine Serie von 10 Strophanthin-Injektionen und setzen mit 2 Tabletten Caradrin, Talusin, Instenon, Peripherin, Complamin oder ähnlichem fort. Mit dieser kreislaufaktiven Dauermedikation und mit Reduktion der vitalen Belastung können solche Patienten, gelegentlich für lange Zeit, rekompensiert bleiben. Im Laufe der Zeit geht aber dieses Reizstadium in das Defektstadium der arteriosklerotischen Demenz über.

Das zerebrale Defektsyndrom (arteriosklerotische Demenz)

Das Führungssymptom dieses Defektsyndroms ist der geistige Abbau der Persönlichkeit, wobei sich der Verlauf einer arteriosklerotischen Demenz meist deutlich von der senilen Demenz unterscheiden läßt. Beiden Syndromen gemeinsam ist der geistige Abbau. Dieser vollzieht sich aber bei der senilen Demenz gleichmäßig fortschreitend ohne affektiv-emotionale Beteiligung und führt zu einem völlig umdämmerten Dasein ohne jeden sinnvollen Kontakt zur Umwelt. Bei der arteriosklerotischen Demenz ist der Beginn, wie oben geschildert, durch das pseudoneurasthenische Vorstadium gekennzeichnet. Der Übergang in den geistigen Abbau vollzieht sich kaskadenartig. Phasen von hämodynamischer Dekompensation mit Verwirrtheit und deliranter Unruhe treten auf, nach deren Überwindung immer ein quantenmäßiger Abfall der Vitaldynamik und der geistigen Substanz in Erscheinung tritt. Der Arteriosklerotiker leidet unter seinem Defekt. Besonders charakteristisch ist auch das ruinenartige Bestehenbleiben alter Gedächtnisengramme. Aus der Kindheit oder Jugend können Erlebnisse fehlerfrei reproduziert werden. Es besteht ferner eine enorme geistige Ermüdbarkeit. Der Kranke ist im Gegensatz zum endogen Depressiven morgens frisch und aktiv, ermüdet aber nach kurzer Zeit und ist dann nicht mehr imstande, ein sinnvolles Gespräch zu führen oder ein Buch zu lesen. Hypochondrische Klagen werden in monotoner Einförmigkeit täglich vorgebracht, sei es der Kopfdruck oder die Beschwerden im Bauch oder ähnliches. Geradezu krankheitsspezifisch ist die nächtliche Schlaflosigkeit mit deliranter Verwirrtheit, wogegen tagsüber ein guter Schlaf folgt. Bei der arteriosklerotischen Demenz bestehen neben dem psychischen Abbau immer neurologische Defektsymptome wie Hemiparesen, Ataxien usw. Dieses geschilderte Muster ist für die arteriosklerotische Demenz sehr charakteristisch. Aus unserem 10jährigen Beobachtungsgut bestand bei 66 Fällen mit der klinischen Diagnose: Arteriosklerotische Demenz bei der Obduktion in 100% eine Arteriosklerose der Hirngefäße, nur bei 25% eine zusätzliche Arteriosklerose der übrigen Körperorgane. Epileptische Anfälle treten sehr selten auf.

Der intellektuelle Abbau nimmt schließlich immer zu, die Sprache verarmt an Wortschatz und Ausdrucksfähigkeit, die Merkfähigkeit ist hochgradig gestört und letztlich leiden nicht nur das produktive Denken, sondern auch das analytische Denken, das heißt, die kritische Beurteilung eines einfachen Sachverhaltes wird unmöglich. Im allgemeinen werden die Schichten der Gemüts- und Triebfunktionen früher betroffen als die Schichten des intellektuellen Denkens. Therapeutisch ist eine langjährige Kreislaufstimulierung notwendig, für die akuten hämodynamischen Dekompensationsphasen Strophanthin. Eine hypotensive Therapie ist erst anzuregen, wenn der Blutdruck über 200 mm Hg steigt. In den letzten Abbauphasen ist natürlich auf die Dekubitusprophylaxe zu achten und die Harn- und Stuhlentleerung zu steuern. Aber selbst in diesen letzten Phasen des Daseins ist der arteriosklerotisch abgebaute Kranke kurzfristig zum menschlichen Kontakterleben fähig, womit die ärztliche Behandlung und Betreuung auch in erhöhtem Ausmaß gerechtfertigt ist.

Der Wandel der vegetativen Dystonie in den letzten zwei Jahrzehnten

Als *B. Wichmann* vor mehr als 30 Jahren für das Syndrom einer vegetativen Fehlsteuerung den Terminus vegetative Dystonie (v. D.) vorschlug, ahnte weder er noch irgend jemand, welche Verbreitung und welche Dauer diese Klassifizierung haben würde. Was ist seit dieser Beschreibung im Jahre 1934 gleichgeblieben und was erwies sich als variabel? Völlig gleichgeblieben ist das Beschwerdebild der Kranken. Verschoben haben sich nur die Bezeichnungen, die verschiedene Experten für diese vegetativen Fehlsteuerungen vorschlugen. Die Frage, ob es sich bei der v. D. um eine noetische Krankheitseinheit oder um ein Syndrom handelt, ist in letzter Zeit einheitlich in dem Sinne entschieden, daß die v. D. keine Krankheitseinheit repräsentiert, sondern einen Oberbegriff darstellt, etwa wie Entzündung oder Tumor *(Delius, Christian, Birkmayer)*. Mit Recht streng abgegrenzt wird die konstitutionelle vegetative Labilität vom Syndrom v. D. Ein Blutdruckabfall nach längerem Stehen entspricht nicht der v. D., hat auch keinen Krankheitswert, sondern stellt eine Labilität dar, die zur Feststellung einer Tauglichkeit oder Berufseignung vorteilhaft ist *(P. Christian)*. Einheit besteht auch in der Auffassung, wodurch die normale vegetative Regulationsfähigkeit in die pathologische einer v. D. übergehen kann. Psychische Fehlhaltungen können in das Vegetativum projiziert werden, somatische Erkrankungen, etwa eine Tuberkulose, können zur Irritation des vegetativen Systems führen und schließlich kann das morphologische Substrat selbst lädiert und dadurch einen Funktionswandel erleiden, etwa bei traumatischen oder entzündlichen Hirnstammschäden. Das vegetative System ist nicht nur das Adaptationssystem des Organismus katexochen, sondern der Resonanzboden, auf dem sich Funktionsstörungen anderer Systeme spiegeln. Es reguliert mit gestuften Feed-back-Mechanismen alle Anpassungsleistungen des Organismus.

Bei solchen Regelkreisorganisationen erregen verschiedene Afferenzen ein Zentrum, von wo über efferente Systeme eine Adaptationsleistung intendiert wird, nach deren Effektuierung die Homöostase wiederhergestellt wird. Als oberste Stufe dieses Regelkreissystems sehen wir die retikuläre Formation des Hirnstammes an *(Birkmayer,*

Pillrei). Durch Überlastung und Überforderung dieses Systems entsteht eine biologische Dekompensation. Dieser Funktionswandel vollzieht sich in zwei Phasen. Die erste Phase bezeichnen wir als »vegetatives Reizsyndrom«, die zweite Phase bezeichnen wir als »vegetatives Erschöpfungssyndrom« *(Birkmayer).* So variabel die Nomenklatur der Autoren über vegetative Fehlsteuerungen ist, die zwei Phasen einer Irritation oder Erschöpfung scheinen überall auf.
Permanente Afferenzströme aus den verschiedensten Arealen führen zur Überlastung des Regelkreissystems und zur Dekompensation der v. D. Hierher gehören die optischen und akustischen Reizüberflutungen, die affektiven Afferenzen des Familien- oder Berufsmilieus, die vegetativen Afferenzen eines lokalen Störfeldes bzw. einer lokalen Organerkrankung. Mit modernen neurophysiologischen Registriermethoden gelingt es relativ konstant, die Fehlsteuerungen des Reiz- und Erschöpfungssyndroms zu objektivieren. Wir selbst bevorzugen die polygraphische Registrierung, bei der Atmung, Blutdruck, Puls und der psychogalvanische Hautreflex gleichzeitig aufgezeichnet werden. Eine optimale Adaptationsleistung liegt dann vor, wenn auf einen Streß eine gleichzeitige und gleichgerichtete Reaktion erfolgt (Abb. S. 41). Diese integrierte Leistung ist das Kennzeichen einer normalen Reizbewältigung. Eine insuffiziente Adaptationsleistung, also eine v. D., zeigt sich sowohl beim Reiz- wie beim Erschöpfungssyn-

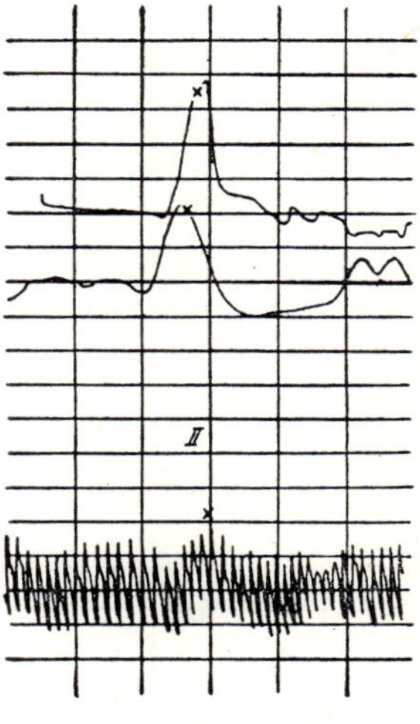

Polygraphische Darstellung einer integrierten retikulären Funktion. Auf einen akustischen Reiz erfolgt eine vegetative a. r. in Form einer Reaktion in der Atmung (oberste Kurve), einer Blutdruckerhöhung (unterste Kurve) und einer Amplitude im psychogalvanischen Hautreflex (mittlere Kurve). Die Reaktion ist synchron und gleichgerichtet, daher der Terminus integrierte retikuläre Funktion.

drom in einer mangelhaften zeitlichen Übereinstimmung und in einem Auseinanderfallen der einheitlichen Richtung (Abbildungen S. 42). Diese Desintegration der Reizbeantwortung demonstriert objektiv den Funktionswandel einer v. D.

Die Tatsache, daß 30 bis 50% aller Patienten, die einen Arzt aufsuchen, am Syndrom einer v. D. leiden, und die Tatsache, daß in der

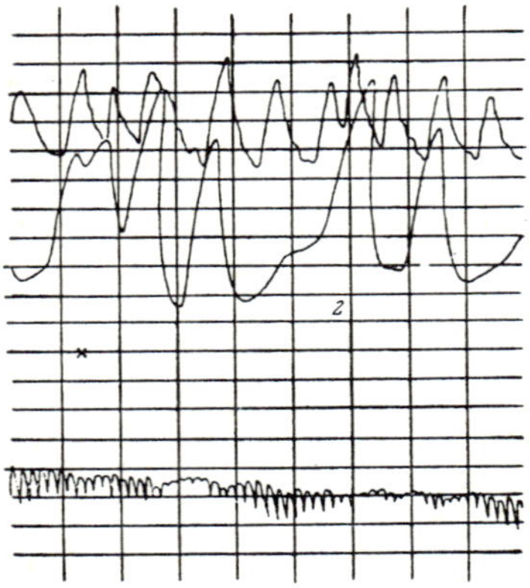

Polygraphische Registrierung eines affektiv-vegetativen Reizsyndroms. Im psychogalvanischen Hautreflex entsteht nach einem akustischen Reiz eine permanente Wellenaktivität mit großen Amplituden. Blutdruck und Atmung zeigen keine adäquaten Reaktionen. Beispiel einer desintegrierten retikulären Funktion.

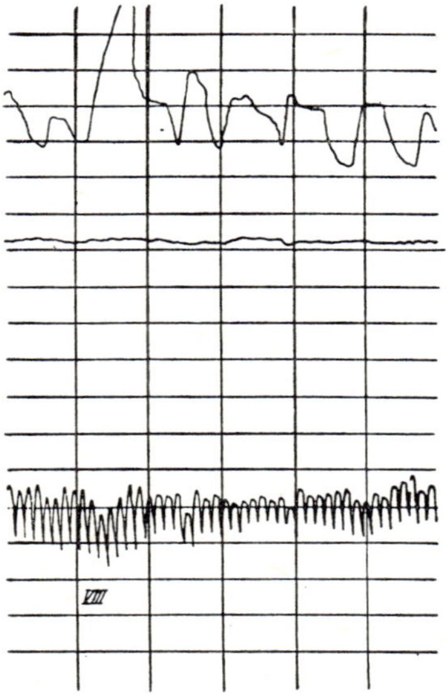

Polygraphische Darstellung eines vegetativ-affektiven Erschöpfungssyndroms. Auf einen akustischen Reiz entsteht im psychogalvanischen Hautreflex keinerlei Reaktion, in der Atmung eine gesteigerte Reaktion und im Blutdruck sogar ein Abfall.

BRD in einem Jahr 30 000 Arbeiter und Angestellte durchschnittlich 32 Tage der Arbeit ferngeblieben sind, unterstreicht die große soziologische Bedeutung dieses Insuffizienzsyndroms. Der übergroße Afferenzkonsum unseres Kollektivs führt zur desintegrierten Fehlregulation. Eine Umstellung unserer Lebensführung ist zweifellos notwendig. Zur Entstehung der Frage, ob die v. D. eine Vorstufe später einsetzender somatischer Erkrankungen darstellt oder Organmanifestationen fördert, liegen noch wenig katamnestische Untersuchungen vor. Untersuchungen der Deutschen Lebensversicherungsgesellschaft und von *P. Christian* ergeben gegenüber Kontrollgruppen eine erhöhte Lebenserwartung der Kranken mit v. D. Das würde so zu interpretieren sein, daß die v. D. ein Alarmsignal darstellt, das eine Überlastung des Organismus frühzeitig anzeigt und eine Fortdauer der Überlastung bis in die Grenzsituationen des Lebens verhindert.

Die Therapie der v. D. hat eine exakte Faktorenanalyse zur Voraussetzung. Kollektiv kann man sagen, daß eine Umstellung der gesamten Lebensführung notwendig ist. Der wesentlichste Faktor dabei stellt eine dem Alter entsprechende motorische Auslastung dar, da bei modernen Menschen das Verhältnis zwischen intellektueller und motorischer Leistung zuungunsten der letzteren verschoben ist. Eine altersgemäße sportliche Aktivität erzwingt eine harmonische vegetative Funktion. Bei Vorliegen einer biologischen Frustration soll der Schwerpunkt des therapeutischen Einsatzes auf psychotherapeutischer Ebene liegen. Zur Erzielung eines Sofort-Effektes ist die Anwendung eines milden Tranquillizers ratsam und dann besonders erfolgreich, wenn eine Korrektur der Lebensgestaltung nachfolgt. Das Problem der v. D. ist demnach primär keineswegs rein medizinischer Natur, etwa wie das Krebsproblem, sondern ein soziatrisches. Das heißt, die moderne Lebensgestaltung führt zu einem psychovegetativen Funktionswandel. Man ist versucht, dem modernen Menschen den Leitspruch der alten Griechen, den sie in ihrem Apollo-Tempel in Delphi angebracht hatten, zuzurufen. Er lautet: »Medén agan« — Nichts zuviel.

Die synkopalen Anfälle

Der Terminus »synkopale Anfälle« stammt von *W. Schulte.* Er beschrieb sie als krisenhafte Phasen eines Bewußtseinsverlustes, die mit charakteristischen Begleitempfindungen wie Schwarzwerden vor den Augen, ängstliche Beklemmungsgefühle, Schweißausbrüchen, Gesichtsblässe einhergehen, von kurzer Dauer sind und zu keinen motorischen Entladungen führen. Da diese Krisen allmählich beginnen, kann sich der Kranke noch hinlegen und es kommt zu keinen so schweren Verletzungen wie bei epileptischen Anfällen. Der nicht epileptische Charakter dieser Anfälle wurde schon seit langer Zeit erkannt, und wegen der vegetativen Begleitsymptomatik wurden analoge Anfälle unter verschiedenen Bezeichnungen beschrieben. *Gowers* bezeichnete sie vor 60 Jahren als vasovagale Anfälle, *Pette* 1938 als vegetative Anfälle, *Broser* als zerebral-vegetative Anfälle. *Schulte* stellt die Synkope, also die Bewußtlosigkeit bzw. Bewußtseinstrübung, als zentrales Phänomen dieses Syndroms in den Mittelpunkt und vertritt die Meinung, daß keine darüber hinaus führenden pathogenetischen Aussagen möglich sind.

Bleiben wir beim Bewußtsein. Die retikuläre Formation im Hirnstamm stellt morphologisch und funktionell die Struktur zur Aufrechterhaltung des Bewußtseins dar. Jede sensorische, sensible, affektive, vegetative, afferente Erregung stimuliert die retikuläre Formation, wodurch eine generelle arousal reaction, also ein Wachzustand, intendiert wird. Lichtreize, akustische Reize, taktile Empfindungen, wie Empfindungen der Tiefensensibilität, aber auch Angst, Schreck, Freude oder vegetative Phänomene wie Tachykardie oder Krampfzustände in den Eingeweiden bewirken durch afferente Stimulierung der retikulären Formation die Aufrechterhaltung des Bewußtseins. Der Verlust des Bewußtseins, die »Synkope«, besteht somit in einem krisenhaften Ausfall der retikulären Funktion. Durch einen Kippschwingungsmechanismus im *Selbach*schen Sinne entsteht ein Kurzschluß, der die für alle Anpassungsleistungen des Organismus so wichtige Funktion des Bewußtseins ausschaltet. Soweit man solche synkopalen Anfälle im EEG erfassen kann, kommt es zu einer zunehmenden Verlangsamung der Wellenproduktion bis zum Auftreten von Zwischenwellen und Deltawellen *(J. Kugler)*. Damit ist wohl der

Entstehungsort des synkopalen Anfalles, aber nicht seine Pathogenese geklärt. Wir wissen nun aus biochemischen Analysen, daß im Hirnstamm biogene Amine (Noradrenalin, Serotonin u. a.) in relativ großen Mengen nachweisbar sind, die Transmittersubstanz für bestimmte Funktionen darstellen. Noradrenalin und Serotonin sind in den Ganglienzellen gespeichert, werden durch einen physiologischen Reiz in Freiheit gesetzt (release effect) und erreichen über den synaptischen Spalt die Synapse eines anderen Neurons, wodurch der entsprechende Funktionseffekt zustande kommt. Nach dem heutigen Wissensstand nimmt man an, daß Noradrenalin erregende Funktionen aktiviert (Angst) und Serotonin sedierend wirkt. Gibt man Tieren Parachlorphenylalanin, einen Stoff, der die Synthese des Serotonins blockiert, dann können die Tiere wochenlang nicht schlafen. Im Gegensatz dazu bewirkt Reserpin die Freisetzung von Serotonin und führt zu Schlaf, Müdigkeit und Antriebsstörungen. Nach dieser Konzeption wäre der synkopale Anfall das biochemische Korrelat eines inadäquaten Serotonin-release-Effektes. Dieser hypothetische Gesichtspunkt liefert, wie wir später sehen, auch Anhaltspunkte für eine gezielte Therapie. Dieser Release-Effekt stellt das letzte Glied der pathogenetischen Kausalkette dar, wobei die auslösenden Mechanismen in verschiedenen Regionen liegen können.

Nach *Schulte* hat der synkopale Anfall sowohl Alarm- wie Ausdruckscharakter. Das heißt, die Ohnmacht ist einerseits ein zweckmäßiges Ereignis, durch das der Betroffene einer nicht bewältigten Situation entflieht, andererseits führt beispielsweise der Herzstillstand beim *Adams-Stokes*schen Syndrom zur Bewußtlosigkeit, die echten Alarmcharakter hat.

Gewisse Auslösemechanismen sind bekannt, andere werden vermutet. Zu den bekannten Auslösern gehört zum Beispiel ein peripherer Vestibularisreiz, der über eine vagale Blutdrucksenkung einen synkopalen Anfall auslösen kann. Diese Fehlsteuerung gehört damit in die Gruppe der von *Broser* beschriebenen vagovasalen Auslösemechanismen. Diese führen nach Schreck- oder Schmerzreaktionen, nach Erschöpfungsreaktionen, nach orthostatischen Belastungen über eine vagale Irritation zu einer Synkope. Die begleitende Blutdrucksenkung stellt meiner persönlichen Ansicht nach nur einen Begleiteffekt dar und ist nicht direkt in die pathogenetische Kette einbezogen, denn es gibt zahllose Phasen von Blutdrucksenkung, die ohne Bewußtseinsverlust einhergehen. In die gleiche Auslösergruppe gehören die synkopalen Anfälle, die durch eine besondere Irritation des Sinus caroticus ausgelöst werden *(Franke)*. Die chemischen Rezeptoren im Bulbus caroticus werden durch intravasale Druckerhöhung erregt und führen über Afferenzen der Sinusnerven zu einer Blutdrucksenkung als adäquate Rückkoppelungsreaktion. Bei bestimmten Konstitutionstypen führen nun diverse Reize wie enger Kragen oder Husten, Bücken, Pressen oder schlicht Kopfbewegungen zu einer Erregung des Sinus caroticus und lösen neben dem Entlastungsreflex einen synkopalen Anfall aus. Des weiteren wurden synkopale Anfälle beschrieben *(Unterharnscheidt)*, die als Auslöser eine Osteochondrose der Halswirbelsäule aufweisen. Die spondylogenen Fehlhaltungen der Halswirbelsäule können durch Irritation der Arteria vertebralis bzw. deren adventitiellen vegetativen Nerven eine Migraine cervicale, einen M. Ménière und auch synkopale Anfälle auslösen, wobei eine charakteristische Kopfhaltung oder Kopfbewegung anfallauslösend wirkt. Auch bei diesem Auslösermechanismus glaube ich nicht an die geläufige Ansicht einer zerebralen Hypoxie, sondern an einen nervalen Mechanismus. Die auslösende Kopfbewegung ist oft schlagartig von der Synkope gefolgt, wogegen eine Drosselung der Arteria vertebralis erst allmählich zu einer zerebralen Hypoxie führen könnte.

In erweitertem Sinne kann man wie *Broser* auch die Anfälle von Bewußtlosigkeit, die bei einem Insulom des Pankreas gelegentlich beobachtet werden, oder auch die pseudotetanischen Anfälle, bei denen neben den karpalen Krämpfen auch Bewußtseinstrübungen auftreten, zu den synkopalen Anfällen rechnen.

Als pathoplastischer Hintergrund wird von allen Autoren *(Schulte, Pette, Janzen, Broser)* eine konstitutionelle vegetative Labilität angenommen, die die Voraussetzung für die spezifische Ansprechbarkeit diverser Auslösermechanismen darstellt. Eine Korrelation zum epileptischen Formenkreis besteht nicht, was für die soziologische Bewertung wesentlich ist.

Zur Therapie: Unsere Annahme eines unkontrollierten Release-Effektes von Serotonin im Hirnstamm bestimmt auch das therapeutische Konzept. Je nach der vorherrschenden vegetativen Tonuslage geben wir dauernd kleine Gaben einer antidepressiven Droge. Bei parasympathischer Tonuslage etwa 2mal täglich 10 mg Tofranil, bei sympathischer Tonuslage 2mal 10 mg Tryptizol. Diese antidepressiven Drogen bewirken eine Wiederherstellung des Gleichgewichtes zwischen Noradrenalin und Serotonin und beseitigen damit eine wesentliche Voraussetzung der Fehlsteuerung, die als vegetative Labilität deklariert wird. Eine weitere Möglichkeit besteht in der Applikation eines Minor-Tranquillizers. Diese Droge, etwa Chlorpromazin oder dessen Abkömmlinge, blockiert die synaptische Erregbarkeit, so daß dem physiologischen Transmitterstoff der Wirkort versperrt wird. Man wird auch hier eine geringe Dosierung wählen müssen, die keine Nebeneffekte wie Müdigkeit und Antriebsstörung aufkommen läßt. So harmlos solche synkopalen Anfälle rein medizinisch sind, weil sie das Leben des Betroffenen in keiner Weise ernstlich gefährden, so sehr können sie das affektive Grundgefüge der Persönlichkeit erschüttern, was den Einsatz unseres modernen therapeutischen Rüstzeuges erforderlich macht.

Die Behandlung der Epilepsie

Der Epilepsiekranke weist neben den typischen Anfällen eine **psychische Wesensveränderung** auf, die sekundär Anpassungsschwierigkeiten der Sozietät gegenüber mit sich bringt. Die Behandlung der Epilepsie hat sich demgemäß nicht nur auf die Verordnung eines Antikrampfmittels zu beschränken, sondern muß, besonders vom praktischen Arzt, durch Belehrung der Umgebung des Kranken wie durch psychotherapeutische Gespräche mit dem Kranken ergänzt werden. Der Epileptiker ist durch den Anfall weit weniger behindert als durch die Anpassungsschwierigkeiten im familiären oder Arbeitsmilieu. Die Charakter- bzw. Wesensveränderung des Epileptikers ist allen Ärzten geläufig. Sie besteht im wesentlichen in einer Verlangsamung der Denk- und Reaktionsfähigkeit, in einer Antriebsstörung, einer affektiv-emotionellen Abstumpfung, die im dauernden Kontakt zur schwer erträglichen Klebrigkeit, Umständlichkeit, Schwerfälligkeit und depressiven Grundstimmung führt. Die Ansichten darüber, ob die epileptische Charakterveränderung primär ein Symptom der Krankheit Epilepsie ist oder sekundär durch die große Zahl der Anfälle und Medikamentwirkung entsteht, sind heute noch geteilt.

Während *K. Stauder* das frühe Auftreten der Charakterveränderung als besonderes Kennzeichen der genuinen Epilepsie ansieht, gibt es Forscher, die die psychischen Veränderungen im Verlauf einer Epilepsie eher als Folge der durch Anfälle und Medikamentwirkung entstandenen Hirnschädigung ansehen. Durch die cerebrale Ischämie während des Anfalles entsteht eine elektive Parenchymnekrose *(W. Scholz)*, deren Ausmaß nach zahlreichen Anfällen so beträchtlich ist, daß sie den cerebralen Abbau hinreichend erklärt. Persönlich tendiere ich zur letzteren Gruppe, da ich im letzten Krieg als Chefarzt eines Hirnverletztenlazarettes bei über 400 posttraumatischen Epileptikern Charakterveränderungen nur nach zahlreichen Anfällen auftreten sah. Die Einstellung der verschiedenen Experten wird sicherlich vom speziellen Beobachtungsgute geprägt. Sicher ist aber, daß der praktische Arzt nicht wahllos Medikamente nur im Hinblick auf die absolute Verhinderung eines Anfalles verordnen soll, sondern daß er einen weisen Mittelweg zwischen einer erträglichen Zahl von Anfällen (ca. 6 jährlich) und einer Medikation, die die geistige Persönlichkeit nicht schwerwiegend reduziert, suchen muß.

Die verschiedenen Anfalltypen

1. Der große Anfall (tonisch-klonische Krämpfe mit Bewußtseinsverlust).
2. Der kleine Anfall (petit-mal, Absence).
3. Der psychomotorische Anfall (Temporallappenepilepsie, Einengung des Bewußtseins, Verlust der Kontrolle, Kau- und Schmatzbewegungen, wiederholende Bewegungsabläufe, Vollzug sinnloser Handlungen).
4. Der Jackson-Anfall (lokale Krämpfe in einem Mundwinkel, einer Hand und einem Fuß ohne Bewußtseinsverlust).

Als **auslösende Ursache des Anfalles** nimmt man heute den von *H. Selbach* aufgezeigten Kippvorgang an. Während beim Gesunden Verschiebungen der vegetativen Reaktionslage durch verschiedene Regelkreissysteme in »gleitender Schaltung« ausgeglichen werden, wodurch die Homöostase wiederhergestellt wird, ist dieser stille Ausgleich beim Epileptiker unmöglich. Er kippt aus der extremen vagotonen Reaktionslage abrupt in das sympathikomimetische Geschehen des Anfalles. Der epileptische Anfall wäre nach *Selbach* der dramatische Versuch einer Wiederherstellung der vegetativen Normallage. Wenn auch durch kein Experiment der Beweis zu dieser Theorie erbracht werden konnte, ist diese Konzeption *Selbachs* klinisch sehr wertvoll. Man sieht immer wieder, daß Epileptiker vor dem Anfall in eine vagotone Reaktionslage abgleiten. Sie werden schläfrig, müde, inaktiv, zeigen einen glasigen Augenausdruck und fallweise sogar Lidödeme. Durch medikamentöse oder psychische Verhinderung dieses Abgleitens in eine tiefe Vagusphase kann der Anfall nicht selten inhibiert werden. Diese Unfähigkeit des Epileptikers, Verschiebungen der Reaktionslage im stillen Ausgleich zu kompensieren, ist unserer Ansicht nach auf eine Regulationsstörung im Hirnstamm zurückzuführen. 90% unserer posttraumatischen Epileptiker hatten unmittelbar nach ihrer Verletzung eine mehr als 24 Stunden dauernde Bewußtlosigkeit, was auf eine Hirnstammläsion zu beziehen ist. Ge-

rade der insuffiziente diencephale Kompensationsmechanismus führt dann dazu, daß der Krampfherd (Narbe) seine Entladung über weite Hirnregionen rekrutiert, was dann als großer epileptischer Anfall in Erscheinung tritt. Diese diencephale Regulationsstörung ist medikamentös nicht behebbar, sie kann höchstens durch ein Leben im »vegetativen Schongang« *(Birkmayer)*, das extreme Belastungen und Entgleisungen vermeidet, gemildert werden.
Der cerebrale Krampfanfall an sich ist eine unspezifische Reaktion des Gehirns. Jedes Gehirn ist krampffähig, verschieden groß ist nur der auslösende Reiz. Die medikamentöse Therapie beruht nun darin, ein Mittel zu verabreichen, das die Krampfschwelle erhöht. Alle Antikrampfmittel sind in höherer Dosierung toxisch und führen zu Nebenerscheinungen. Grundsätzlich soll daher in dreimonatigen Abständen ein Blutbild veranlaßt werden. Bei Absinken der Leukozytenzahl ist das Präparat unbedingt abzusetzen. Bei allergischen Reaktionen soll das Präparat gewechselt werden.

Die wichtigsten Präparate gegen den großen Anfall

Mittel	Wirksame Tagesdosis	Nebenerscheinungen
1. Luminal	0,3 g	Müdigkeit, Schläfrigkeit, Depression
2. Prominal	0,3–0,6 g	geringere Schläfrigkeit
3. Hydantoinkörper		Müdigkeit,
Epilan	0,3 g	verlangsamte Reaktion
Zentropil	0,3 g	gleich
Epanutin	0,3 g	gleich
Mesantoin	0,3 g	Müdigkeit, Zahnfleischhyperplasie, Exanthem
4. Mysoline	1,0 g	Müdigkeit
5. Kombinierte Präparate		
Hydantal	3 Tabletten	Müdigkeit
Epilunal	3 Tabletten	gleich
Comital	3 Tabletten	gleich
Anirrit forte	3 Tabletten	gleich
Antisacer comp.	3 Kapseln	gleich

Die Mittel werden am besten dreimal täglich verordnet, nur bei vorwiegend nächtlichen Anfällen bewährt sich die abendliche Medikation. Beim Wechseln auf ein anderes Medikament soll keine abrupte Unterbrechung erfolgen. Die allmähliche Reduktion soll gekoppelt werden mit der steigenden Verabreichung des neuen Mittels. Auch nach jahrelanger Anfallsfreiheit dürfen die Mittel nicht plötzlich abgesetzt werden, weil dadurch die Gefahr eines Status entsteht.

Präparate gegen petit-mal-Anfälle

Mittel	Wirksame Tagesdosis	Nebenerscheinungen
1. Oxazolidinkörper		Schädigung des Blutbildes
Tridione	0,3 g	und der Leber
Petidion	0,3 g	gleich
2. Sukzinimide		Benommenheit,
Suxinutin	0,3 g	Appetitlosigkeit
3. Ospolot	0,6 g	Erregung

Diese Präparate sind mitunter toxisch. Es ist daher besonderes Augenmerk auf Blutbildkontrollen zu legen. Da im Verlauf dieser Medikation große Anfälle auftreten können, ist eine Kombination mit den Mitteln der Gruppe A empfehlenswert.

Präparate, von denen eine besondere Wirksamkeit gegen psychomotorische Anfälle behauptet wird

Mittel	Wirksame Tagesdosis	Nebenerscheinungen
1. Azetylharnstoff		sehr toxisch:
Phenurone	1,5 g	aplastische Anämie,
		Nieren- u. Leberschäden
2. Comitiaden	1,5 g	wenig toxisch

Die bisherigen Erfahrungen mit diesen speziellen Mitteln gegen psychomotorische Anfälle sind eigentlich enttäuschend, so daß ich auch bei diesen Anfallsformen wegen der großen Toxizität und der geringen Wirksamkeit Mittel der Gruppe A bevorzuge.

Diamox (zweimal 0,25 g täglich) bewährt sich kurzfristig, wenn die Anfälle in bestimmten Perioden gehäuft auftreten (z. B. prämenstruell). Es handelt sich dabei um eine zusätzliche Medikation. Bei längerem Gebrauch können durch den Kaliummangel Schwäche, Schweißausbrüche und Depressionen entstehen.

Als **Status epilepticus** bezeichnet man die Aufeinanderfolge mehrerer Anfälle, ohne daß zwischen den Anfällen das Bewußtsein wiederkehrt. Er tritt nach abruptem Absetzen eines Medikamentes oder nach extremen Belastungen auf. An sich gehört die Behandlung in die Klinik. Der praktische Arzt soll aber sofort 1 g eines Barbiturates i.v. injizieren (Pentothal, Evipan, Narcithion). Bei Persistieren der Anfälle ist eine Lumbalpunktion notwendig und bei Überdruck Ablassen des Liquors. Wir geben außerdem stets 10–12 ccm 20%iges Humanalbumin i.v.

Die Bevölkerung verspricht sich von **operativen Maßnahmen** mehr als der Arzt. Die ärztlichen Indikationen zur operativen Fokusentfernung sind heute einheitlich:

1. Die konservativen Maßnahmen müssen erschöpft sein.
2. Die Häufigkeit der Anfälle muß ein Ausmaß erreicht haben, das eine soziale Anpassung unmöglich macht.
3. Der klinische Verlauf des Anfalles muß gleichförmig sein. Der Krampffokus muß im EEG und Elektrokortikogramm begrenzt sein, das übrige Gehirn soll normale Tätigkeit aufweisen.

Alle aufgezählten Medikamente bewirken neben der Erhöhung der Krampfschwelle eine affektiv-emotionale Abstumpfung, eine Inaktivität und eine verlangsamte Reaktionsfähigkeit. Wir geben daher zusätzlich immer ein retikulär **stimulierendes Medikament**, am häufigsten ein Weckamin (Antapentan, Preludin, Pervitin). 1–2 Tabletten morgens verabreicht, haben eine psychisch aktivierende Wirkung, welche vom Patienten sehr angenehm empfunden wird. Dergleichen Niamid 25 mg, Reactivan 1–2 Tabletten, RO 4–4602 (Decarboxylasehemmer). Die Arbeitsfähigkeit und Milieuanpassung wird dadurch entscheidend gebessert. Es kommt weder zur Anfallshäufung noch zur Süchtigkeit. Vitamin C wirkt analog. Bei prämenstruellen Anfällen geben wir Gelbkörperhormon in der 3. und 4. Woche. Von einer Medikation mit Nebennierenrindenhormonen (Doca, Cortisol) sehen wir gelegentlich sehr erfreuliche vegetative und affektive Stimulierungseffekte. Wir geben Percorten 25 mg als Depot, 1- bis 2mal monatlich, oder Dexamethason 5 mg, einmal wöchentlich. Diese Therapie ist kurzfristig (2—3 Monate) empfehlenswert; die antiepileptische Therapie muß dagegen jahrelang ununterbrochen gegeben werden. Erst nach zweijähriger Anfallsfreiheit soll die Dosis reduziert werden.

Von einer besonderen Anfallsform muß noch die Rede sein. *Gastaut* beschrieb, besonders bei älteren Menschen, Anfälle von tonischer Starre, der nur vereinzelt Klonismen folgen. Das Charakteristische im EEG ist, daß während dieser tonischen Starre die Aktionspotentiale im EEG fast verschwinden, die Hirntätigkeit also aussetzt, im Gegensatz zum großen Anfall, bei dem das Gehirn maximal Entladungspotenzen aufweist. Dieser Anfall ist ein **ischämischer Anfall**, der durch eine hämodynamische Insuffizienz entsteht. Er erfordert keine antiepileptische Behandlung, sondern eine aktive Kreislauftherapie mit Strophanthin u. a. Wenn man also bei älteren Menschen von Anfällen mit tonischer Starre hört, muß man an einen *Gastaut*-Anfall denken und kann auch ohne EEG eine Kreislauftherapie einleiten.

Diagnostische Maßnahmen, die einer Therapie vorauszugehen haben:

1. Ausführliche Familienanamnese;
2. Eigenanamnese (frühkindliche, fieberhafte Erkrankungen);
3. Neurologische Untersuchung;
4. Röntgenaufnahmen des Schädels;
5. EEG;
6. Unbedingt eine Luftfüllung, insbesondere wenn der Beginn der Anfälle weniger als 10 Jahre zurückliegt;
7. Eventuell eine Arteriographie.

Das **erste Auftreten der Anfälle** in bestimmten Altersphasen läßt an verschiedene auslösende **Ursachen** denken.

0—10 Jahre: Geburtstrauma, frühkindliche Encephalitis, degenerative Erkrankungen;

10—20 Jahre: Sogenannte genuine Epilepsie;

20—50 Jahre: Trauma, Hirntumor;
50—70 Jahre: Kreislaufstörungen.

Das heißt nicht, daß ein Auftreten von Anfällen in den obigen Phasen absolut für eine der angegebenen Ursachen spricht. Die Angaben beziehen sich nur auf eine statistische Wahrscheinlichkeit.
Eine Frage, die sehr oft an den Arzt gerichtet wird, ist die der **Eheschließung.** In der Durchschnittsbevölkerung ist die Erkrankungshäufigkeit ca. 0,5%. Ist ein Elternteil an Epilepsie erkrankt, dann ist die Wahrscheinlichkeit, daß ein Kind epileptisch wird, zehnmal so hoch wie in der Durchschnittsbevölkerung. Sind beide Elternteile erkrankt, dann steigt die Wahrscheinlichkeit allerdings auf das Fünfzigfache. Wenn ein Elternteil an einer sicheren symptomatischen Epilepsie erkrankt, etwa nach einem Hirntrauma, dann ist die Wahrscheinlichkeit nur doppelt so groß wie bei der Durchschnittsbevölkerung. Das sind allerdings nur statistische Erfahrungen, die für den Einzelfall nicht stimmen müssen. Im allgemeinen kann man ruhig eine optimistische Prognose stellen. Ich habe in meiner mehr als 35jährigen neurologischen Praxis keinen Fall erlebt, wo ein an Epilepsie Erkrankter epileptische Kinder bekam. Sind in der Aszendenz beider Ehepartner epileptische Anfälle bekannt, dann ist die Prognose sehr zurückhaltend zu stellen und eher zum Verzicht auf Kinder zu raten.
Schließlich ist vor allem die Aufgabe des Arztes, die gesamte **Lebensplanung und Lebensführung** der Anfallskranken mit zu gestalten. Leiden Kinder an Krampfanfällen, dann besteht meist eine overprotection durch die Mutter, das heißt, die Mutter behütet das Kind zu sehr, wodurch einerseits die vitalen Anpassungskräfte des Kindes gehemmt werden und andererseits Minderwertigkeitskomplexe entstehen. Kinder mit seltenen Anfällen sollen nach Aufklärung der Schulbehörden in normalen Schulen belassen werden und dort keinen wesentlichen Beschränkungen unterliegen. Sie sollen ruhig am Turnunterricht teilnehmen; Schwimmen selbstverständlich nur unter Aufsicht. Treten cerebrale Krampfanfälle bei Erwachsenen auf, dann kommt es primär zu einer verständlichen reaktiven Depression. Hier ist eine überzeugende Aufklärung durch den Arzt wichtig, die gar nicht optimistisch genug sein kann. Gelingt es doch heute, ca. 75% der Anfallskranken in einem Zustand zu halten, der eine Arbeit und

Einordnung in die Gesellschaft ermöglicht. In seiner Lebensführung soll der Anfallskranke alle extremen Belastungen vermeiden. Er kann ab und zu ein Glas Wein trinken, sollte aber nie berauscht werden. Er soll auch Sport betreiben, aber nie bis zur Ermüdung. Er soll auch arbeiten, aber nie bis zur Erschöpfung. Die extremen Entspannungsphasen nach ausgiebiger Aktivität sind besonders anfallsgefährdet. Man kann einen Epileptiker eher im Großstadtverkehr einen Kraftwagen lenken lassen als bei langen Überlandfahrten. Die dauernde Reiz- und Streßsituation der Stadt hält seine Bewußtseinslage und Reaktionsfähigkeit wach, während das monotone Agieren eine vagotone Reaktionslage auslöst, die anfallsfördernd wirkt. Wenn ein Anfallskranker beruflich gezwungen ist, längere Autofahrten zu unternehmen, dann sollte er vorher unbedingt ein Weckamin zu sich nehmen. Bei häufigen Anfällen (ein- bis zweimonatig) muß man vom Autofahren dringend abraten; für eine Anzeige an Behörden fehlen derzeit die gesetzlichen Bestimmungen.

Grundsätzlich ist in der Lebensführung des Anfallskranken eine Aktivierung zu empfehlen, da jede Afferenz zur Stimulierung des retikulären Systems und damit zu einer gehobenen Bewußtseinslage führt. Eine absolute Schonung und Untätigkeit führt zu einer Reaktionslage mit größerer Anfallsbereitschaft. Anfallskranke sind wohl langsame, aber sehr gewissenhafte Arbeiter und erzielen bei schablonisierten Arbeitsvorgängen gute Leistungen. Selbstverständlich sind Arbeiten an Maschinen und gefährdeten Arbeitsplätzen zu vermeiden. In Zeiten der Konjunktur wird es über Arbeitsämter für Körperbehinderte nicht schwer sein, zweckentsprechende Arbeitsplätze zu vermitteln. Auch die Invalidisierung, das heißt Berentung, sollte man so lange wie möglich hinausschieben. Erst wenn die Charakterveränderungen und cerebralen Abbauerscheinungen eine Anpassung unmöglich machen, sollte man sie empfehlen. Man muß sich aber dabei im klaren sein, daß dadurch ein weiteres abruptes Absinken des Kranken zustande kommt und meist die Aufnahme in eine geschlossene Anstalt folgt.

Mit den heute zur Verfügung stehenden Medikamenten plus psychagogischer Führung und sozialem Schutz kann ein Großteil der Anfallskranken in einem halbwegs ausgeglichenen Lebensmilieu leben.

Die konservative Therapie des Parkinsonsyndroms

Einleitung

Die Parkinsonsymptomatik zeigt neben den Standardsymptomen des Rigor, des Tremor und der Akinese eine Reihe von Kriterien, die alle als Zeichen einer vegetativen bzw. affektiven Fehlhaltung imponieren. Besonders die Krisen ließen klinisch den Gedanken aufkommen, daß sie durch einen unkontrollierten Release-effect von biogenen Aminen entstehen könnten. Zur gleichen Zeit fand *Carlsson* und Mitarbeiter bei Tierexperimenten in den Basalganglien besonders hohe Werte an Dopamin und äußert die Vermutung, daß diese Amine eine Bedeutung für extrapyramidale Motorik haben könnten. In den Basalganglien von verstorbenen Parkinsonkranken konnte *Hornykiewicz* als erster ein signifikantes Defizit an Dopamin aufzeigen und analoge, allerdings geringere, Senkungen des Noradrenalin- und Serotoningehaltes *(Ehringer-Hornykiewicz, Bernheimer-Birkmayer-Hornykiewicz).*

Etwa zur gleichen Zeit fanden *Barbeau* und Mitarbeiter eine verminderte Dopaminausscheidung im Harn bei Parkinsonkranken. Die nächste Frage bestand darin: Kommt dieses Defizit an biogenen Aminen, im besonderen von Dopamin, durch einen gesteigerten turnover zustande oder durch eine vermehrte Aktivität der Monoaminooxydase in den Zellen selbst oder durch eine Blockade der Katecholamin- bzw. Serotoninsynthese? Der Metabolit des Dopamins, die Homovanillinsäure, erwies sich im Liquor von Parkinsonkranken als extrem niedrig *(Bernheimer-Birkmayer-Hornykiewicz).*

Durch mehrmonatige Inhibierung der Monoaminooxydase (MAO) mit verschiedenen Hemmern der MAO (MAOI) kam es nach dem Tode wohl zu einem Anstieg von Noradrenalin und Serotonin, nicht jedoch zu einem Anstieg von Dopamin *(Bernheimer-Birkmayer-Hornykiewicz).*

Diese Befunde legten den Schluß nahe, daß das Dopamindefizit seine Ursache in einer Blockade der Katecholaminsynthese hat. Die Zufuhr des Precursors L-DOPA konnte bei Parkinsonkranken vorübergehend eine wesentliche Verbesserung der Akinese und des Rigors bewirken *(Birkmayer-Hornykiewicz).* Auf der Stufe vom Dopa zum Dopamin konnte somit der Syntheseblock nicht liegen. Die Medikation von p-Tyrosin brachte keinerlei kinetische Effekte *(Birkmayer)*. Daraus kann man schließen, daß eine Insuffizienz der Tyrosinase diesen Syntheseschritt verhindert. Eine Medikation von p-Tyrosin plus Nadh, einem Coferment der Tyrosinase, erbrachte analoge kinetische Effekte wie eine L-DOPA-Medikation *(Birkmayer)*.

Eine Applikation von alpha-methyl-p-Tyrosin, einem Inhibitor der Tyrosinase, zeigte eine wesentliche Verschlechterung der Parkinsonakinese, interessanterweise eine völlige Blockade der choreatischen Hyperkinese. Damit war der Nachweis erbracht, daß beim Parkinsonsyndrom tatsächlich auf der Stufe vom Tyrosin zum Dopa ein Syntheseblock besteht *(Birkmayer)*. Da die Tyrosinase im tierischen Organismus in den melaninhaltigen Zellen produziert wird und gerade diese Zellen in der Substantia nigra zugrunde gehen, ist die Insuffizienz der Tyrosinase eine kausale Folge. Durch Untersuchungen von *Bloom* und Mitarbeiter konnte gezeigt werden, daß durch iontophoretisch appliziertes Dopamin im Caudatum Entladungen, die durch Acetylcholin oder durch elektrische Reize entstanden waren, inhibiert wurden. Das heißt, daß im Striatum normalerweise eine Balance zwischen cholinergischer und dopaminergischer Aktivität besteht. Durch Insuffizienz des dopaminergischen Systems kommt es zum Überwiegen der cholinergischen Neurone mit der bekannten Parkinsonsymptomatik.

Unter Zugrundelegung dieser Voraussetzungen muß eine Parkinsonbehandlung aus folgenden Maßnahmen bestehen:

1. Wiederherstellung der striären Balance zwischen cholinergischer und dopaminergischer Aktivität durch Medikation von anticholinergischen Drogen.
2. Zufuhr von L-DOPA als Substitution der unzureichenden Transmittersubstanz Dopamin.
3. Durch zusätzliche Medikation soll eine Potenzierung der biogenen Amine erzielt werden.

I. Die erste wirksame anticholinergische Therapie wurde von *Charcot* 1874 durch die Anwendung von Belladonnaextrakten angewendet. Auch heute ist Atropin ein brauchbares Mittel gegen Speichelfluß, Schweißausbruch und Tremor. Ein zweiter Fortschritt entstand 1946 durch die Einführung synthetischer anticholinergischer Drogen *(Sieg-*

wald). Die folgende Zusammenstellung gibt die wichtigsten Drogen in der Intensität ihres therapeutischen Erfolges wieder. Vor allem der Rigor und der Tremor sind durch diese Drogen relativ gut zu beeinflussen.

Firmenname	*generic name*	*Tagesdosis*	*side-effect*
Disipal	Orphenadrin	150–400 mg	Mundtrockenheit
Tremarit	Thioxanthen	15– 60 mg	Mundtrockenheit
Aturbal	Phenylbitarimid	10– 30 mg	Mundtrockenheit
Akineton	Biperidin	2– 10 mg	Mundtrockenheit
Kemadrin	Procyclidin	5– 15 mg	Schwindel, Kopfschmerz
Artane	Benzhexol	4– 20 mg	Schwindel, Kopfschmerz, Konfusion
Cogentinol	Benztropin	2– 8 mg	Konfusion, Bewußtseinsstörung

Diese Drogen sind individuell verschieden verträglich. Anticholinergische Symptome, wie Mundtrockenheit, Appetitlosigkeit, Obstipation, Miktionsstörungen, lassen sich durch Dosisreduktion leicht beheben. Tachykardie, Erregungszustände, Spannung und Angst, Verwirrtheit, Halluzinationen sind schwerwiegende Nebenwirkungen. Bei ihrem Auftreten ist das Mittel sofort abzusetzen. *Yahr* und Mitarbeiter geben bei ihren Kranken durch anticholinergische Drogen eine Symptomverbesserung um 21% an.

II. So vorteilhaft die bisherigen Drogen gegen Rigor und Tremor fallweise wirkten, gegen die Akinese sind sie wirkungslos. Dieses Symptom kann ausschließlich durch die Zufuhr des Precursors L-DOPA verbessert werden. Die erste Mitteilung über den kinetischen Effekt von L-DOPA stammt von *Birkmayer* und *Hornykiewicz* aus dem Jahre 1961. Unabhängig von uns haben *Barbeau* und Mitarbeiter über gute Erfolge nach oralen L-DOPA-Gaben berichtet. Der von uns beschriebene kinetische Effekt nach intravenösen Gaben von 50 mg L-DOPA zeigte eine Verbesserung der aktiven Beweglichkeit über 12 bis 48 Stunden. Durch Zusatz von MAO-Inhibitoren versuchten wir die Dauer des kinetischen Effektes zu verlängern *(Birkmayer-Hornykiewicz).* Wegen der ungenügenden Steuerbarkeit der MAOI-Wirkung haben wir diese Kombinationsmethode trotz des verbesserten kinetischen Effektes wieder aufgegeben. *Umbach* und *Tzavellas*

konnten den kinetischen Effekt von L-DOPA durch Zusatz von 20 mg eines Amphetamins (Propylhexedrin) auf 3 bis 4 Tage verlängern. 1964 bekamen wir von *A. Pletscher* einen Hemmstoff der Decarboxylase (Ro-4-4602), der schon in der klinischen Voruntersuchung eine Verlängerung und Intensivierung des L-DOPA-Effektes zeigte *(Birkmayer)*. Diese Mitteilung erschien den Theoretikern um so unglaubwürdiger, als es unmöglich sei, daß durch die Hemmung der Decarboxylase, die ja den entscheidenden Schritt vom L-DOPA zum Dopamin synthetisiert, eine klinische Verbesserung zu erzielen sei. Eine grundlegende Arbeit von *A. Pletscher* zeigte dann, daß Ro 4-4602 nur in der Peripherie die Decarboxylase hemmt, wodurch im Blutkreislauf und in der Leber ein Umbau von DOPA zu Dopamin unterbleibt. Da aber Ro 4-4602 die Blut-Hirn-Schranke nicht passiert, wohl aber L-DOPA, kam es zu einem signifikanten Anstieg des markierten DOPA im Gehirn. Ein Vergleich von L-DOPA und L-DOPA in Kombination mit Ro 4-4602 zeigt objektiv die Verbesserung des therapeutischen Effektes durch die Kombinationsbehandlung.
Zehn Patienten bekamen 3 Tage 450 mg L-DOPA oral. Die kinetische Energie stieg vom Ausgangswert 17 G auf 25 G. Nach 3 Tagen Unterbrechung der Medikation war die kinetische Energie auf 9 G abgesunken. Nach 3 Tagen Kombinationsbehandlung von 450 mg L-DOPA plus 450 mg Ro 4-4602 stieg die kinetische Energie auf 30 G. Drei Tage nach Absetzen der Medikation betrug die kinetische Energie noch immer 32 G.
Das war der Stand der Therapie, als 1967 *Cotzias* und Mitarbeiter berichteten, daß sie bei 16 Parkinsonkranken mit täglichen Dosen von 3—16 g D-L-DOPA spektakuläre Resultate erzielen konnten. Auch mit L-DOPA allein in einer Dosierung von 4—8 g täglich waren die Ergebnisse noch günstiger (*Cotzias* 1968). Diese amerikanische Megaldosierung zeigt fraglos bessere kinetische Effekte, begreiflicherweise aber auch wesentlich massivere Nebenwirkungen. *Yahr* konnte bei 60 Parkinsonkranken nach Langzeitverabreichung eine Verbesserung der Defekte um 71% errechnen. Die Nebenwirkungen, wie Nausea, Erbrechen, Kollaps, Herzsensationen, Blutdruckabfall, sind für den Patienten beschwerlich, sie verschwinden aber nach Absetzen der Medikation nach kürzester Zeit und lassen sich durch Reduktion der Dosis hintanhalten. Die bei der hochdosierten L-DOPA-Medi-

kation auftretenden Dyskinesien, das heißt choreatische und athetoide Hyperkinesen, wie insbesondere Torsionsspasmen, sind bedenkliche Nebeneffekte, da sie unserer Erfahrung nach auch nach Reduktion der Dosis wieder in Erscheinung treten. So epochal die Bewegungseffekte der Megaldosierung zunächst anmuten, scheint dieser therapeutische Weg in eine Sackgasse zu führen. Das Ziel einer akinetischen Therapie hat darin zu bestehen, die geringste L-DOPA-Dosis durch einen pace-maker an die Basalganglien zu bringen. Dieses Prinzip ist durch die Kombination von L-DOPA mit dem Decarboxylasehemmer Ro 4-4602 derzeit optimal erfüllt, wie aus Beispielen ersichtlich ist. Besonders bemerkenswert ist die Gegenüberstellung von 108 Parkinsonkranken, die mit oralen Dopa-Dosen von täglich 1—6 g behandelt wurden, durchschnittlich eine Funktionsverbesserung von 32% zeigten, wobei jedoch bei 29% die Nebenwirkungen so erheblich waren, daß die Behandlung abgesetzt werden mußte. 80 Parkinsonkranke wurden mit einer oralen Kombination von durchschnittlich 450 mg Ro 4-4602 und 450 mg L-DOPA täglich behandelt, die Funktionsverbesserung betrug 60%, und nur bei 10% waren die Nebenwirkungen so stark, daß eine Unterbrechung der Therapie notwendig war.

III. Zur Potenzierung der biogenen Amine ist unserer Erfahrung nach eine zusätzliche Medikation von trizyklischen Antidepressiva vorteilhaft *(Birkmayer, Siegwald)*. Morgens und mittags 10 mg Imipramin (Tofranil) oder 25 mg Desimipramin (Pertofran) oder 40 mg Noveril oder 25 mg Istonil. Abends 10 bis 25 mg Amitriptyline (Trytizol, Saroten, Laroxyl). Der Tremor ist nach unseren Erfahrungen an über 1000 Parkinsonkranken nur fallweise mit L-DOPA günstig zu beeinflussen. Für den Tremor ist der stereotaktische Eingriff, besonders bei jüngeren Patienten, indiziert. In neuerer Zeit haben wir auch beta-Rezeptorenblocker mit gutem Erfolg angewendet. Eine Zufallsentdeckung war das Virostaticum Amantadin, das alle Parkinsonsymptome, auch die Akinese und vor allem auch die Stimmung zu bessern imstande ist *(R. Schwab)*.

Zusammenfassung. Die Behandlung des Parkinsonsyndroms soll immer eine Kombinationsbehandlung von anticholinergischen Drogen, L-DOPA plus Ro 4-4602 und einem trizyklischen Antidepressivum, umfassen. Auf die intravenöse Medikation von L-DOPA kann insbesondere bei Patienten, die nicht schlucken können, oder die in einer akinetischen Krise sind, nicht verzichtet werden. Die optimale Medikation richtet sich nach der Verträglichkeit der jeweiligen Droge und nach der Massivität der Nebenwirkungen. Eine Zusammenstellung aus dem Obduktionsmaterial unserer Abteilung zeigt, daß 82 Kranke vor der L-DOPA-Therapie eine durchschnittliche Krankheitsdauer von 9,6 Jahren aufwiesen. 85 Parkinsonkranke mit DOPA-Therapie hatten eine durchschnittliche Krankheitsdauer von 18,3 Jahren. Diese Differenz ist hoch signifikant. Diese Zahl dokumentiert in überzeugender Weise den Fortschritt der Therapie des Parkinsonsyndroms durch L-DOPA.

Depressions-Syndrom

Es ist für den Neurologen immer wieder erstaunlich, wie häufig und wie langfristig praktische Ärzte Tranquillizer und Neuroleptika verordnen und wie selten sie antidepressiv wirkende Drogen verschreiben. Erstaunlich deshalb, weil sie mit der Verordnung einer antidepressiven Droge nie etwas anstellen können, wogegen Drogen, wie beispielsweise Perphenazine, die als Tranquillizer angepriesen werden, relativ häufig lästige Dyskinesien nach sich ziehen. In seinem Unterbewußtsein entschließt sich der praktische Arzt häufig zur Diagnose vegetative Dystonie und verordnet einen Tranquillizer, wogegen er, wie sein Patient, vor der Diagnose Depression zurückscheut. Dieses Mißverhältnis in der Verordnung von Tranquillizern und antidepressiven Drogen ist das eigentliche Motiv dieses Essays.

Die psychische Fehlhaltung Depression hat mit der alten Diagnose Melancholie der Jahrhundertwende klinisch nur mehr wenig Symptome gemeinsam. Das Verhältnis ist etwa im gleichen Sinne wie zwischen dem großen hysterischen Anfall aus der Zeit *Charcots* und dem heutigen funktionellen Kopfschmerz hysterischer Genese gewandelt. Das heißt, die Symptome des depressiven Syndroms sind heute viel häufiger maskiert, eine Konversion in vegetative Fehlschaltungen tritt häufiger auf als früher. Man trifft depressive Phasen, die durch exogene Stressoren ausgeklinkt sind, so daß der weniger Geübte leicht dazu verführt wird, von exogenen Reaktionen zu sprechen. Auch die Phasendauer hat sich gewandelt. Man sieht derzeit nicht selten depressive Phasen von einigen Tagen bis wenigen Wochen, aber auch psychische Dekompensationsphasen leichtester Intensität, die sich über Jahre erstrecken. Die alte Regel, eine Melancholie dauert 6 bis 12 Monate, stimmt heute nicht mehr.

Was steht nun symptomatisch im Mittelpunkt des heutigen Depressionssyndroms?

1. Die vitale Unlust. Ein unerklärbares Unbehagen, eine Lustlosigkeit, Freudlosigkeit, Interesselosigkeit, Entschlußlosigkeit, eine verminderte Leistungsfähigkeit, die häufig auf eine andauernde Müdigkeit bezogen wird, eine enorme Verlangsamung jeglicher Arbeitsleistung und Verlust jeglichen Antriebes.
2. Die abendliche Remission. Unabhängig vom jeweiligen Beschwer-

demuster, ob Kopfschmerz, Schwindel, Herzklopfen oder Schweißausbruch, in den Nachmittags- und Abendstunden fühlt sich der Kranke befreiter und entspannter.

3. Der Grübelzwang. Der Kranke ist gezwungen, permanent, besonders aber in den schlaflosen Stunden der Nacht, über seinen Zustand, über sein Schicksal, über seine Zukunft nachzudenken.
4. Die Schlafstörung, häufig als einziges Symptom vom Patienten in den Vordergrund gestellt und für alle Folgen seiner Leistungsinsuffizienz verantwortlich gemacht. Besonders charakteristisch das frühzeitige Erwachen gegen drei Uhr morgens mit äußerst quälenden Zwangsgedanken.
5. Die Angst. Eine Angst, der Verantwortung als Mutter, als Frau, als Betriebsleiter, als Kaufmann nicht mehr gewachsen zu sein. Angst vor der Zukunft, vor einer Krankheit, vor dem Sterben und vor allem vor dem Versagen.
6. Verlust der oralen Appetenz, Gewichtsabnahme, Obstipation und Verlust der genitalen Appetenz. Die Libido ist erloschen, während die Potenz relativ häufig erhalten ist.
7. Selbstmordgedanken oder Impulse sind, wenn vorhanden, ein sicherer Hinweis auf das Bestehen einer Depression.

Die organismische Reaktion auf diese vitale Grundstimmung fördert mannigfache Konversionsmuster zutage. Es gibt praktisch kein Symptom von der Migräne bis zur Obstipation, vom M. Ménière bis zu den Beschwerden der Cholecystopathie, vom Cervikalsyndrom bis zur Tachykardie, von der Gastritis zum Schweißausbruch, das vom Kranken so vordergründig vorgetragen wird, daß der Hintergrund der larvierten Depression zunächst verborgen bleibt. Die muskuläre Hypotonie führt zur Dekompensation der Haltung, »der Depressive läßt den Kopf hängen«. Aus dieser spondylogenen Insuffizienz resultieren die vielfältigsten Dekompensationen, von der Migraine cervicale bis zur Ischialgie. *Walcher* zeigt in seiner Monographie, daß sogenannte funktionelle Störungen in allen medizinischen Disziplinen Ausdruck einer larvierten Depression sein können.

Was liegt dieser psychischen Fehlhaltung, die wir Depression nennen, pathologisch zugrunde? Die Kohärenz zwischen affektiven, vegetativen Funktionskreisen und den Instinktformeln des Hirnstammes ist unterbrochen. Das heißt, im adäquat angepaßten Organismus finden affektive Erregungen durch Regelkreismechanismen ihre vegetative Entsprechung und vice versa. Diese Korrelationen werden durch biogene Amine (Noradrenalin, Serotonin, Dopamin) als Transmittersubstanzen dieser Funktionen aufrechterhalten. Der erste biochemische Hinweis affektiv-vegetativer Fehlhaltungen kam bei Reserpinbehandlungen von Hypertonikern zur Beobachtung. Die biogenen Amine in den Nervenzellen oder in den peripheren Nervenendigungen sind in pools an Synapsen gelagert und werden durch Reserpin in Freiheit gesetzt. Bei ca. 10% der behandelten Hypertoniker kam es infolge dieses release-Efektes zu depressiven Verstimmungen, die nach Sistieren der Medikation wieder verschwanden. Dieses biochemische Modell der Depression führte mehrere Schulen zu verschiedenen Forschungen. *J. Schildkraut* macht für das Entstehen der Depression eine Verarmung an dienzephalem Noradrenalin verantwortlich und konnte zeigen, daß Normetadrenalin, der unmittelbare Metabolit des Noradrenalin, im Liquor von depressiven Kranken signifikant vermindert war. *Ashcroft* und Mitarbeiter sowie *Coppen* zeigten, daß im Liquor depressiver Kranker 5-Hydroxindolessigsäure, der Metabolit des Serotonins, vermindert war und bezogen das depressive Syndrom auf dieses Amindefizit. Wir selbst schließlich konnten im Hirnstamm von depressiven Patienten sowohl verminderte Noradrenalin- wie verminderte Serotoninwerte finden. Aber nicht nur die absolute Menge war vermindert, sondern auch das Verhältnis von Noradrenalin zu Serotonin, das im Gehirn normaler Versuchspersonen 50 : 50 betrug, war bei den Depressiven zuungunsten des Noradrenalins verschoben. Wir sprachen von einer Balancestörung der biogenen Amine als einer Ursache der Depression. Schließlich konnten wir zeigen, daß die Vorstufe der biogenen Amine, also Aminosäuren, wie Tyrosin als Precursor des Noradrenalins und Tryptophan, als Precursor des Serotonins im Serum der depressiven Patienten signifikant vermindert waren. Wir führen diese biochemische Fehlschaltung auf passagere Enzymdefekte zurück, da sie sich nach einer Elektroschockbehandlung völlig normalisierten. Es taucht natürlich jetzt die Frage nach der Ursache dieser Enzymdefekte auf und damit die Frage, wieso das Depressionssyndrom in der heutigen Zeit so unerhört gehäuft zur Beobachtung kommt. Zur Beantwortung liegen noch keine objektiven Untersuchungsergebenisse vor. Unsere

Meinung, die uns selbst spekulativ erscheint, wäre etwa: das Leben in unserer modernen Leistungsgesellschaft erfordert eine permanente emotionale Spannung, der nur durch einen andauernden Verschleiß an biogenen Aminen entsprochen werden kann. Die Toleranzgröße der enzymatischen Potenz zur Synthese der notwendigen Transmittersubstanzen ist nun individuell ganz verschieden. Bei der echten hereditären manisch-depressiven Krankheit ist diese Toleranz sehr niedrig, so daß die depressive Phase scheinbar spontan ausgelöst wird. Bei jedem Menschen kann aber durch einen permanenten Streß, besonders in kritischen Lebensphasen, wie Klimakterium oder im Alter an sich, eine solche enzymatische Dekompensation auftreten, mit dem klinischen Verhaltensmuster einer Depression. Bei älteren Menschen sieht man häufig nach einem grippalen Infekt oder nach einer cerebralen vasculären Dekompensation das Bild einer Depression. »Die Großmama hatte im Feber eine Grippe, von der sie sich bis jetzt (8 Monate) nicht erholt hat. Sie ist nicht mehr die gleiche«, und jetzt erfolgt das geläufige Beschwerdemuster einer Depression.

Zusammenfassend kann es durch Belastungen, d. h. durch Überbelastungen aus dem psychischen und somatischen Sektor zu einer enzymatischen Dekompensation kommen mit dem klinischen Bild einer Depression. Wir möchten daher für diese klinische Verhaltensstörung des Terminus **Amin-Mangel-Syndrom** vorschlagen.

Nun zur Therapie. Seit der Einführung des Imipramins wurde eine große Zahl antidepressiver Drogen entwickelt. Nach dem allgemein anerkannten Wirkungsschema von *P. Kielholz* und nach unseren mehr als 10jährigen Erfahrungen hat Amitriptyline noch immer das breiteste Wirkungsspektrum. Bei den sogenannten leichten Fällen genügen 3 × 10 mg täglich. Wir geben meist morgens 10 und abends 20 mg. Die gelegentlich auftretende initiale Ermüdungsphase wird durch den stimmungsaufhellenden Effekt bei weitem kompensiert. Die Patienten haben wieder Interesse an ihrer Umwelt, entfalten wieder Initiative und verlieren die pessimistische Grundhaltung ihrer Lebensführung. Fälle, die auf 3 × 25 mg täglich nach drei Wochen keine Aufhellung zeigen, sollen zusätzlich 3 ml Amitriptyline i. m. täglich bekommen. Wenn auch dann nach zwei weiteren Wochen kein antidepressiver Effekt zu beobachten ist, dann sollte meiner Auffassung nach eine Überweisung zu einem Neurologen erfolgen. An sich sträubt sich der depressive Patient, besonders der mit einer larvierten Depression, gegen eine Überweisung zum Nervenarzt, weil »er ja nicht verrückt ist«. Der gleiche Patient unterzieht sich aber sofort wegen unklarer intestinaler Beschwerden einer chirurgischen Intervention, die natürlich erfolglos bleiben muß. In der nächsten Stufe verabreichen wir Amitriptyline-Infusionen, 3—5 ml in 200 ml Laevulose täglich. Nur 5% der depressiven Kranken, besonders solche mit Selbstmordgefährdung oder nicht behebbarer Angst, benötigen heute noch eine Elektroschockbehandlung.

Wie lange soll nun diese antidepressive Therapie fortgesetzt werden? Im Prinzip, so lange sie der Patient benötigt. Die antidepressiven Drogen blockieren die Rückresorption der biogenen Amine in die zellulären Pools und potenzieren die Aminwirkung am Rezeptor. Das heißt, sie greifen nicht direkt in den Metabolismus der biogenen Amine ein, sie wirken nur symptomatisch. Durch ein vorzeitiges Absetzen kommt das Amindefizit wieder zum Vorschein und die depressive Symptomatik setzt neuerlich ein. Bei langer Medikation treten höchstens side-effects, wie Schweißausbrüche, Herzklopfen, Obstipation, auf, die durch eine Reduktion der Dosierung sofort verschwinden. Praktisch soll die Reduktion nie brüsk, sondern stets allmählich erfolgen, d. h. man baut von 3 auf 2, von 2 auf 1 Tablette Amitriptyline ab. Diese abendliche Amitriptylin-Tablette kann ohne jedes Risiko bis sechs Monate verabreicht werden.

Warum ist mir diese Anregung zur Medikation von antidepressiven Drogen ein echtes Anliegen?

1. Sehen wir immer wieder larvierte Depressionen, die mehrere Monate wegen Herzbeschwerden eine pseudointerne Medikation erhielten, natürlich erfolglos und nach kurzer Zeit einer Amitriptyline-Medikation beschwerdefrei sind.
2. Durch eine antidepressive Therapie werden den Patienten viele überflüssige Operationen erspart.
3. Patienten, die lange Zeit mit Tranquillizern behandelt wurden, geraten nicht selten in eine verzweifelte Stimmungslage, die eine latente Suizidtendenz manifest werden läßt.
4. Das soziale Problem. In einer großen Wiener Krankenkasse waren in einem Jahr 5000 Kranke mit vegetativer Dystonie oder Neurasthenie 80 000 Tage im Krankenstand. Ein Drittel dieser Fälle wa-

ren larvierte Depressionen. Bei rechtzeitiger Diagnose wäre die Dauer des Krankenstandes fraglos reduzierbar gewesen.

5. Man kann mit einer antidepressiven Medikation nichts anstellen, eine Süchtigkeit ist bisher unbekannt. Liegt dem Beschwerdebild eine andere pathogenetische Störung zugrunde, dann lehnt der Patient die antidepressive Therapie sofort ab.

Der Zweck dieses Essays ist: dem Praktiker die Scheu vor der Medikation antidepressiver Drogen zu nehmen. Bei unklarer Genese eines Beschwerdebildes kann er nach Ausschluß organischer Ursachen auf jeden Fall antidepressive Drogen versuchen. Er wird damit einer großen Summe von modernen Kranken echt helfen. Er kann sie rasch in die soziale Leistungsgesellschaft wieder eingliedern und er kann ihnen das Odium des Neurasthenikers, des Neurotikers, des Psychopathen nehmen, da ein Erfolg einer antidepressiven Therapie für ein Amin-Mangel-Syndrom spricht.

Der Verlust der humanen Integration

Bevor ich eine hochwissenschaftliche Definition versuche, eine kleine Parabel. Eine moderne Frau benötigt einen Manager, der ihr den entsprechenden Sozialstatus garantiert, einen Kümmerer, der ihr galant die Altagswünsche erfüllt, und einen Mann, der ihre sexuelle Appetenz absättigt. Ein Mann, der alle diese Funktionen in sich vereinigen würde, der wäre integriert. Leider scheint es nicht am Trend unserer Zivilisation zu liegen, diesen integrierten Typ zu züchten. Die jeweilige Zivilisation ist das Produkt des Selektionsdruckes. Dieser Auslesedruck erzeugt Anpassungsleistungen, die das Überleben garantieren. Wenn unsere Zivilisation einen desintegrierten, hochdifferenzierten Spezialistentyp züchtet, dann hat es keinen Sinn, dem Ideal eines homo universalis nachzuweinen, denn dieser würde in jeder Kampfsituation dem Spezialisten unterliegen. Diese Regel gilt sowohl für den Forscher wie für den Sportler oder für den Künstler. Dieser dynamische Quantensprung in der Evolution läßt sich nicht hemmen, sondern wir Ärzte haben den Menschen auf diesen neuen desintegrierten Status vorzubereiten, um seine Homöostase, seinen Sozialstatus, sein Überleben zu sichern. Der Mensch ist kein ausschließliches Instinktwesen, aber er ist auch weit davon entfernt, ein endgültig ausgereiftes Intellektwesen zu sein.
Sein Instinktverhalten und sein intellektuelles Gestalten stehen bei der Bewältigung seiner Lebensaufgaben im Wettstreit. Die beiden Funktionskreise »vegetativ-affektiv-emotionale und Instinktfunktion des Hirnstammes« und die intellektuellen, ethischen Regeln des Cortex sind nicht durch einen nahtlosen Übergang verbunden. Diese Nahtstelle ist der Kern des biologischen Versagens in Form einer Neurose, einer Psychopathie, einer vegetativen Dystonie oder wie man diese Dekompensationssyndrome auch bezeichnen mag.

Instinkthandlung

Das Tier in der freien Wildbahn lebt noch integriert, das heißt, seine Instinkthandlungen der Art und Lebenserhaltung entsprechen einer sinnvollen biologischen Adaptation. Die Appetenz des oralen Funktionskreises schafft eine affektive Stimmungsbereitschaft, in der ein Schlüsselreiz eine Instinkthandlung auslöst, die zur Befriedigung der Appetenz führt. Auch die Appetenz im genitalen Funktionskreis intendiert ein Aufschaukeln der Stimmungslage, und ein Schlüsselreiz induziert die Handlungskette zur Befriedigung der Appetenz. Mit diesen Feed-back-Mechanismen werden beim Tier die vegetative, die affektiv-emotionale, kurz die biologische Homöostase aufrechterhalten. Im Idealfall einer biologischen Entsprechung bleibt ein Rest von Appetenz erhalten, der das biologische System in dynamischem Fluß erhält. Zwischen Hunger und Befriedigung besteht ein biologisches Fließgleichgewicht.

Ein von Instinkten gesteuertes Leben ist leicht zu bewältigen, da es keine Freiheitsgrade hat und daher keine persönliche Entscheidung erfordert. Ein spezifischer Schlüsselreiz löst die Instinkthandlung zur Appetenzbefriedigung aus.

Ein roter Bauch eines Stichlingsmännchens lockt das dickbäuchige Weibchen heran, und die ganze Kette der Instinkthandlungen zur Arterhaltung rollt zwangsmäßig ab. Dieser Schlüsselreiz des roten Bauches ist so spezifisch, daß er bei anderen Lebewesen keine Handlungen auslöst. Diese Spezifität garantiert die Erhaltung der Art. Auch der Mensch ist in einem großen Bereich Instinkthandlungen unterworfen insofern, als er seine Instinkte nicht lahmlegen kann. Im allgemeinen findet er sein homöostatisches Gleichgewicht rascher, wenn er sich in Grenzsituationen den Regeln des Instinktverhaltens überläßt. Je weiter die Domestikation bei Tier und Mensch fortschreitet, um so schwieriger wird ein reibungsloser Instinktablauf. Die natürliche Steuerung von Appetenz und Sättigung wird mit zunehmenden Freiheitsgraden störbarer. Der berühmte Star von *Konrad Lorenz,* der mit Fliegen gefüttert wird, erleidet durch diese Übersättigung eine motorische Frustration, die er dann im Leerlauf absättigt. Das heißt, er fliegt im Zimmer herum und vollzieht alle Bewegungen des Fliegenfangens und Tötens, alles ohne Effekt. Die Katze, die im Zimmer mit einem Wollknäuel »spielt«, vollzieht die nichtabgesättigte Funktion des Mäusefangens im Leerlauf. Das Kind, das Daumen lutscht, vollzieht mangels natürlicher befriedigender Saugbewegungen diese im Leerlauf. An sich sind also Leerlaufbewegungen desintegriert, da sie keinen direkten biologischen Instinkt befriedigen. Sie führen durch Absättigung einer frustrierten Appetenz zur Neutralisierung jener Kraft, die sie hervorruft. Der moderne Mensch sollte dazu angehalten werden, alle unbefriedigenden Appetenzen im Leerlauf zu befriedigen und keine emotionalen Engramme zu prägen.

Übersprungshandlung

Ein anderes Phänomen der Instinkthandlungen kennen wir von *N. Tinbergen* als »Übersprungshandlung« (sparking over). Bei kämpfenden Kormoranen kommt es im Rahmen aufschaukelnder Erregung plötzlich zum Übersprung auf Balzbewegungen. Das heißt, affektive Erregungen, die keine Absättigung erfahren, führen zu einem Übersprung in einen anderen Funktionskreis von Instinkthandlungen. Die biologisch wichtige Übersprungshandlung hat zur Wiederherstellung des psychischen Gleichgewichtes für das tierische und menschliche Verhalten große Bedeutung. Eine affektive Erregung im Büro findet häufig erst im Übersprung des Autofahrens ihre Absättigung. Die Aggression gegen den Chef, die keine Entladung erfahren kann, wird konvertiert und richtet sich im Auto gegen den unschuldigen Verkehrsteilnehmer. Das Wissen um solche Übersprungshandlungen sollte den einzelnen dazu führen, die Aggression durch einen Kraftausdruck oder durch Auf-den-Tisch-Schlagen mit der Faust abzusättigen und mit dem Autofahren erst in der affektiven Nullage zu beginnen.

Imponiergehaben

Ein weiteres Instinktverhalten, das dem Tier beim Kampf um das Revier oder um das Weibchen zur Verfügung steht, ist das »Imponiergehaben«. Zwei sich im Kampf gegenüberstehende Hähne plustern sich auf, um mächtiger zu erscheinen. Dieses Imponiergehaben ist ebenfalls artspezifisch. Ein Pfauenrad macht nur Eindruck auf die Pfauenhenne, die Ente watschelt ungerührt an diesem Prachtbild vorbei. Auch im menschlichen Verhalten spielt das Imponiergehaben sowohl bei der Aufgabe der oralen Appetenzsättigung wie insbe-

sonders in den Werbehandlungen zur Erhaltung der Art eine entscheidende Rolle.
Wenn auch der kräftige männliche Bizeps nur bei gewissen Mädchen die Instinkthandlungen der Arterhaltung stimuliert, so erfüllt eine dicke Brieftasche als allgemein anerkanntes Imponiergehaben seine Funktion als biologischer Schlüsselreiz.

Demuthaltung

Eine weitere Instinkthandlung, die im Tierreich eine besondere Rolle spielt, ist die »Demuthaltung«. Scheint in einem Kampf um die Rangordnung ein Gruppenmitglied zu unterliegen, so bietet es dem Kampfpartner seine Kehle an. Diese Demuthaltung hemmt die Aggression des Gegners so vollständig, daß er nicht zubeißen kann. Damit stellt die Demuthaltung eine Instinkthandlung dar, die einerseits die Rangordnung fixiert und andererseits durch Aggressionshemmung das Leben des Individuums und der Art sichert. Auch im menschlichen Verhalten gibt es Demuthaltungen, das Niederknien, das Hochheben der Arme, der Händedruck mit der rechten Hand. Der menschliche Intellekt ist aber nicht immer imstande, der durch die Demuthaltung ausgelösten Aggressionshemmung freien Lauf zu lassen.

Rangordnung

Der Selektionsdruck zwingt die Lebewesen zu immer neuen Anpassungsleistungen. So kommt es zur Sicherung des Reviers, zu Gruppenbildungen, wodurch die Überlebenschancen des einzelnen erhöht werden. In jeder biologischen Gruppe entstehen zwei Verhaltensweisen:
1. Die Bildung einer Rangordnung.
2. Die intraspezifische Aggression.

Die Alpha-Position einer Gruppe wird von einem Tier eingenommen, das kräftig, intelligent, entschlußfähig und mutig sein muß. Diese Führungsposition wird erkämpft, wobei zwischen den rangbenachbarten Tieren eine permanente Spannung besteht, der Rangtiefere steht unter dem Schutz des Alpha-Tieres. Es ist nun interessant, daß Tiere in der Domestikation keine Gruppen bilden. Ein Analogon ist die Kontaktschwierigkeit des modernen Menschen. Die individuelle Distanz in einem modernen Großstadtkollektiv rückt immer mehr zusammen und paradoxerweise wird gleichzeitig die Kommunikationsbereitschaft immer geringer. Das moderne Wohnkollektiv entspricht nicht mehr einer biologischen Reviergruppe. Der Kampf um die Rangordnung erhält die biologische Gruppe lebendig und hält sie unter ständiger Spannung. Im menschlichen Kollektiv ist der Sozialstatus der Spannungsfaktor, der in einer Gruppe die Rangordnung bestimmt. Das menschliche Alpha-Tier muß über Intelligenz, Besitz, Macht und Einfluß verfügen. Diese Phänomene repräsentieren seinen Sozialstatus.

Aggression

Die Aggression ist unter natürlichen Bedingungen der entscheidende lebens- und arterhaltende Faktor. Als biologische Energie sichert sie die Überlebenschancen. Das aggressivere Männchen erringt das größere Revier, das bessere Weibchen und sichert damit Leben und Art. Die intraspezifische Aggression richtet sich nun gegen den artgleichen Partner. Im besonderen Maße dann, wenn das Revier zu klein ist. Ein wesentlicher Unterschied in der intraspezifischen Aggression bei Tier und Mensch besteht darin, daß das Tier seine Aggressionskraft zur Vertreibung des Feindes aus dem Revier benützt, während beim Menschen nach der Reviervertreibung die Hemmung der Aggression wenig wirksam wird.

Möglicherweise ist die Tötung des Feindes im Krieg oder Revolution der Preis, den die Menschen für ihre besondere Evolutionshöhe bezahlen müssen. Die Vollendung der Aggression bis zur Tötung des Feindes ist zweifellos eine desintegrierte Leistung, da sie biologisch nicht mehr sinnvoll erscheint. Wenn man aber in der Lage wäre, die menschliche Aggression durch bestimmte Drogen zu neutralisieren, würde man auch die menschliche Entwicklung blockieren.

Humane Desintegration als Anlaß zu biologischen Sinnlosigkeiten

Wir sehen, daß das Tier in der freien Wildbahn ein adäquates biologisches Verhalten durch Instinktmechanismen aufrechterhält, sein Verhalten ist integriert. Das Tier in der Domestikation verliert seine Instinktsicherheit, da es keinen Kampf ums Dasein mehr gibt. Die nichtkonsumierte Energie entlädt sich im Leerlauf oder im Übersprung, es kommt zu keiner Gruppenbildung mehr, da der Futtererwerb mittels aggressiver Aktivität nicht mehr notwendig ist. Den höchsten Grad von Desintegration als biologische Sinnlosigkeit sehen wir bei den Rattenversuchen von *Olds* und *Miller*. Die Ratten, die in bestimmten Hirnregionen Metallteile implaniert haben, werden trainiert, durch Hebeldruck Selbstreize zur Erlangung von Lustempfindungen zu bestätigen. Diese Lustbefriedigung wird täglich mehrere hundert Male aktiviert. Auf die normale orale Appetenzabsättigung des Fressens und auf die normale Appetenzabsättigung der Arterhaltung wird völlig verzichtet. Die nicht benötigte Aktivität zur Nahrungssuche wird konvertiert in Aktivität nach sinnloser Lust, ein Extrem einer Leerlaufleistung. Diese Desintegration eines biologisch sinnlosen Verhaltens sehen wir in analoger Weise beim süchtigen Menschen. Im Leerlauf wird die Lustempfindung durch Suchtmittel gesättigt, weil die Vitalenergie zum Lebenskampf nicht mehr in vollem Ausmaß benötigt wird. Die soziale Sicherheit in der modernen menschlichen Sozietät ist so fixiert, daß die Ausschaltung der Lebensangst, der Aggression zur Sicherung des Reviers, der Gruppenbildung mit biologischer Rangordnung zum Freiwerden von Energie führt, die im Leerlauf zur biologisch sinnlosen Aktivität konvertiert wird. Die im Kampf um den Sozialstatus nicht benötigte Aggressionsenergie wird umgewandelt und richtet sich nun sinnlos gegen Familienmitglieder oder noch sinnloser gegen sich selbst, mit dem Resultat eines Magenulkus oder anderer psychosomatischer Fehlhaltungen. Fehlt der soziale Druck, dann entsteht eine Blockade der lebens- und arterhaltenden Instinkte. Die freigewordene Energie äußert sich in Leerlauf, einer Sucht, einer konvertierten Aggression oder auch in einer kollektiv ödipalen Reaktion, wie wir sie besonders bei der heutigen Jugend sehen. Aus der stürmischen Entwicklung der Pubertät kennen wir einen analogen Zerfall der harmonischen Korrelation zwischen Körper, Affekt und Geist, wie wir ihn im heutigen Kollektiv des erwachsenen Menschen sehen. Der goldene Schnitt der Persönlichkeit ist verlorengegangen. Es wäre vorstellbar, daß sich die moderne Menschheit derzeit in einem analogen Quantensprung der Evolution befindet wie der einzelne Jugendliche in der Pubertät.

Die moderne Zivilisation schafft Lebensbedingungen, die die Aggressionsenergie zur Erhaltung des Lebens nicht verbraucht. Im Leerlauf richtet sie sich konvertiert gegen falsche Ziele.

Der menschliche Intellekt läßt die Instinkthandlungen zur Art- und Lebenserhaltung nicht ungestört ablaufen. Das Kollektiv garantiert dem einzelnen ein derartiges Maß an Sicherheit, daß die freigewordene Energie biologisch sinnlos neutralisiert wird. Die Bildung von biologischen Gruppen mit Rangordnungskämpfen zur Sicherheit des Überlebens ist überflüssig. Die intraspezifische Aggression vertreibt den Konkurrenten nicht aus dem Revier, sondern tötet ihn. Es erhebt sich nun die Frage, ist diese humane Desintegration eine Durchgangsphase der menschlichen Entwicklung oder ist der desintegrierte Mensch ganz einfach die nächste Evolutionsstufe, an deren Verhaltensregeln wir noch nicht adaptiert sind.

Prophylaxe und Therapie

Soweit die Analyse des status praesens. Wie können wir Ärzte prophylaktisch und therapeutisch helfen? Im großen und ganzen verordnen wir alle eine Unsumme von psychopharmakologischen Drogen, um die Regelkreissysteme der vegetativen und affektiv-emotionalen Schaltungen zu dämpfen. Zweifellos eine dringende ärztliche Soforthilfe. Der Kern der Fehlhaltung kann damit natürlich nicht korrigiert werden. Die Psychoanalyse als klassische therapeutische Maßnahme hat meiner Ansicht nach versagt. Sie wird seit 70 Jahren verwendet, und die Zahl der Neurosen hat ständig zugenommen. Was würden wir von einer antibiotischen Therapie halten, bei der die Zahl der Infektionskrankheiten zunehmen würde? Die starre dogmatische Form der psychoanalytischen Therapie setzt sie in die Position einer Pseudoreligion.

Religion effektiver als Psychoanalyse

Biologisch haben alle Religionen die Funktion, dem Menschen in seinen Daseinsschwierigkeiten zu helfen. Wenn schon Religion, dann halte ich persönlich die Erfahrung in der 2000jährigen christlichen Religion für effektiver. Persönlich habe ich jedenfalls davon mehr Hilfe für den einzelnen in seinen Anpassungsschwierigkeiten gesehen als von der Psychoanalyse. Ich könnte mir ohne weiteres vorstellen, daß eine ärztliche aufklärende Psychotherapie erfolgreich sein könnte. Wenn man einem Kranken mit Ulcus duodeni klarmachen würde, daß die Ursache seiner vegetativen Fehlschaltung in einer konvertierten Aggression liegt, die sich nicht gegen den Konkurrenten, sondern gegen ihn selbst richtet und ihn veranlassen könnte, die nicht verbrauchte Aggression in einem Tenniskampf oder in einem sonstigen Leerlauf zu neutralisieren, dann wäre schon viel gewonnen. Wie oft könnte man einer frigiden Frau helfen, indem man ihr das Wechselspiel von Instinktketten erklärt, bei denen ein Schlüsselreiz eine spezifische Reaktion beim Partner auslöst, die ihrerseits die Handlungskette weiterführt. Man muß schlechthin die weitgehende Ausschaltung des Intellekts zur Vorbedingung für das klaglose Ablaufen von oralen und genitalen Instinkthandlungen fordern. Man müßte eine Lebensführung intendieren, die die natürliche Absättigung von Appetenzen ermöglicht. Die orale, die genitale, die motorische, die affektive, aber auch die intellektuelle und ethische Appetenz muß, adäquat, das heißt nie bis zur Übersättigung befriedigt werden. Die Angst als wesentlicher Faktor der Leistung sollte man weder kollektiv noch individuell psychoanalytisch wegzaubern. Die intraspezifische Aggression muß auch beim Menschen sein Revier sichern. Das Ziel ist aber die Vertreibung und nie die Tötung, weil sinnlos. In jeder biologischen Gruppe muß das Alpha-Tier eine echte Autorität repräsentieren. Seine Intelligenz und Kraft ist der sicherste Garant zum Schutz der Gruppe. Diese biologische Energie muß anerkannt werden, dann erübrigen sich alle ödipalen Aggressionen gegen das sogenannte Establishment. Jedes statische Establishment, also jede nicht erworbene Autorität, wird überrollt, nur die dynamische, durch Leistung erworbene Autorität erhöht die Überlebenschancen für die Gruppe.

Instinkt und Intellekt sind beim Menschen noch nicht durch eine heiße Verschweißung zusammengekittet. Es treten daher Schwierigkeiten auf, wenn Belastungssituationen im Instinktbereich durch intellektuelle Überlegungen entschieden werden und vice versa.

Ärztliche Lebensregeln

1. Grundsatz. Im menschlichen Verhalten ist den Instinkthandlungen ein ungestörter Ablauf zu sichern. Absättigung der Triebappetenz, aber nie Übersättigung. Da der Mensch auch ein geistiges Wesen ist, müssen auch seine geistigen, seelischen und ethischen Appetenzen eine Absättigung erfahren.

2. Grundsatz. Der desintegrierte Mensch ist nicht krank, sondern nur der dekompensierte desintegrierte Mensch. Die Konversion einer intellektuellen Frustration wird in einen Instinktkanal geleitet und führt dort zur Dekompensation. Der Versagertyp konvertiert seine Aggression mangels Verwertung im Beruf auf seine Familie und wird dadurch zum dekompensierten Psychopathen, oder er richtet die Aggression gegen sich und bestraft sich für sein Versagen mit einer psychosomatischen Krankheit.

3. Grundsatz. Der spezialisierte desintegrierte Mensch leistet auf seinem Gebiet Großartiges, hat aber keine Adaptationskraft zur Kompensation von Belastungen aus anderen Funktionskreisen. Ein spezialisierter Forscher kann z. B. einzelne Ganglienzellen von Gliazellen trennen und ihren Gehalt an Nukleinsäuren bestimmen, einem Rohrbruch in seiner Wohnung steht er aber hilflos gegenüber. Belastungen von Spezialisten mit Problemen fern ihres Fachgebietes führen zur Dekompensation und müssen daher vermieden werden. Hingegen soll durch Querinformationen aus anderen Sektionen ein möglichst breites Informationsmaterial gesammelt werden, das ein geistiges »Kaspar-Hauser-Dasein« für den »Fachidioten« verhindert.

4. Grundsatz. Die Kommunikationsmöglichkeiten des modernen Menschen sollen nicht durch Imponiergehaben abgesättigt werden, sondern durch eine weise Auswahl seiner Partner müssen echte affektive und intellektuelle Begegnungen geschaffen werden.

5. Grundsatz. Die Lebensgestaltung soll nicht nach dem »Entweder-oder-Prinzip«, sondern nach dem »Sowohl-als-auch-Prinzip« gestaltet werden. Das heißt, nicht nur Antrieb, sondern auch Kontemplation, nicht nur Lust, sondern auch Angst, nicht nur Aggression, sondern auch Verwöhnung, nicht nur Aktivität, sondern auch Relaxation. Ein Fließgewicht zwischen diesen komplementären Phänomenen kann den Goldenen Schnitt der Persönlichkeit und damit ein optimales Verhalten des Menschen zu sich und zu seiner Umwelt wiederherstellen.

Urbane Anthropologie

Etwa zwei Milliarden Jahre wird das Alter unserer Erde angegeben. Seit 250 Millionen Jahren gibt es Säugetiere, seit 20 Millionen Jahren leben Menschenaffen und seit etwa **500 000 Jahren** lebt der Mensch der heutigen Prägung. Keine der einzelnen biologischen Entwicklungsstufen ist aus sich allein entstanden, jede ist durch einen **Quantensprung** aus früheren Lebensformen entwickelt worden. Der Mensch hat die informativen Erfahrungen und die Verhaltensmuster früherer Entwicklungsstufen in den 12 Milliarden Ganglienzellen seines Gehirns gespeichert, ohne daß diese allerdings permanent zum Einsatz gelangen. In Grenz-Situationen des Daseins treten allerdings, gleich einer Eruption, **uralte Verhaltensmuster** zutage. Zwischen dem Bewegungssturm eines Pantoffeltierchens oder dem Totstellreflex eines Käfers und den Phänomenen hysterischer oder psychopathischer Verhaltensweisen ist biologisch kein Unterschied. Nach *Darwin* entstanden die **neuen Arten** als **Anpassungsleistungen an die vom Selektionsdruck** geforderten Milieubedingungen. Solche Adaptationsleistungen werden durch die nervöse Struktur bzw. durch die nervöse Organisation vollbracht. Als **»kritisches Detail«** der individuellen wie kollektiven Anpassungsleistungen scheint mir gültig zu sein, daß je älter je **vollkommener koordiniert,** desto zwangsläufiger **ohne Freiheitsgrade eine Funktion abläuft,** um so weniger Anpassungsleistung gerade von diesem Verhaltensmuster zu erwarten ist. Je differenzierter die Struktur, je geprägter die Funktion, um so weniger kann diese nervöse Organisation einer neuen Aufgabe entsprechen. Das heißt, das **ausgereifte** Verhaltensmuster verfügt über keine Plastizität der Anpassung. Das junge, nicht erstarrte Gehirn als Funktionszentrale verfügt noch über eine große Plastizität, was wir als Voraussetzung jeder Rehabilitation immer wieder hervorgehoben haben. Wenn wir uns vor Augen halten, welche gemeinsamen Verhaltensweisen der heutige Mensch mit allen biologischen Vorstufen besitzt, dann stoßen wir auf die Summe der Instinkte. **Ein Instinkt ist eine Handlung,** die durch einen Schlüsselreiz ausgelöst wird und dem Trieb zur Lebens- und Arterhaltung dient. Schlüsselreize sind spezifische Auslöser aus dem Milieu, auf die der Organismus mit der jeweiligen motorischen Schablone der Instinkthandlung reagiert. Instinktformeln stellen eine optimale **biologische Potenz** des Lebewesens dar, die sowohl sein Überleben wie seine Fortpflanzung garantiert. Eine plastische Anpassung einer eingefahrenen Instinktformel an neue Anforderungen ist nicht möglich. Der Mensch verfügt in den alten Regionen des Hirnstammes über das gesamte Konvolut der Instinktformeln, affektiv-emotionalen Reaktionen sowie vegetativen Adaptationsleistungen. Infolge ihrer vollen Ausreifung und ihres Alters erweisen sich diese Funktionen als plastisch nicht wandelbar. Gerade diese Plastizität würde aber der Mensch zur Anpassung an die moderne Umwelt brauchen. Ein Beispiel. Eine archetypische Urkraft, die jedes Lebewesen zur Sicherung seines Reviers braucht, ist die Aggression. Das aggressivere Individuum sichert sich ein größeres und besseres Revier und damit auch die Chancen auf ein biologisch hochwertigeres Weibchen. Diese **Aggression** ist die **treibende Kraft** für alle Instinktformeln. Sie wird vom Tier nur zur Sicherung seiner Art und seines Lebens gebraucht. Erst der Mensch mit seinem Logos verwendet die Aggression zur Ausrottung der eigenen Art. Ich denke gar nicht an Kriege, sondern ganz banal an die Verkehrstoten unserer Straßen, die in überwiegender Anzahl Opfer einer **»konvertierten Aggression«** sind. Der Mensch ist somit das erste Lebewesen, das technische Erfindungen macht, die sowohl zur Erleichterung seines Daseins, aber auch zu seiner tödlichen Bedrohung führen. Ich habe schon an anderer Stelle ausgeführt, daß die biologischen Kontaktstellen zwischen dem rational arbeitenden Cortex und den instinktiven Verhaltensweisen des Hirnstammes beim Menschen nicht nahtlos verschweißt sind. Die meisten Verhaltensregeln alter Religionen mit Totem und Tabu, ganz besonders jedoch das Christentum, aber auch die philosophischen Systeme des Marxismus, wie letzten Endes die Psychoanalyse, haben versucht, den Menschen von seinen **übersteuerten Instinktformeln zu befreien.** Die aggressive Urkraft sollte in die sublimierten Formen der Kultur und Zivilisation umgeleitet werden. Resigniert müssen wir feststellen, daß eine solche Umstrukturierung erfolglos war, denn der Mensch hat sich in seinem **Schmerz,** in seiner **Angst,** in seiner **Wut,** in seiner **Lust,** in seiner **Enttäuschung,** kurz in allen Empfindungen seines Affektes und in allen Aktivitäten seiner Emotion seit seiner frühesten Entwicklungsstufe nicht verändert. Alle Methoden, die mit religiösen Vorschriften, mit politischen Dogmen, kurz mit planenden logischen Verhaltensregeln die **»Tiefenperson«** und ihr Verhalten korrigieren möchten, haben versagt und müssen versagen, weil die Instinktformeln des Menschen infolge ihrer Ausreifung und ihres Alters **ihre Plastizität zur Anpassung an neue Umwelterfordernisse** verloren haben. Ein Instinktverhalten kann nicht vorausgeplant werden, sondern läuft eigengesetzlich ab. Nun zur modernen Großstadt. Schon in frühen Evolutionsstufen kommt es zur Bildung biologischer Gruppen. Dieser Zusammenschluß von Individuen der gleichen Art erhöht die Überlebenschance, und der permanente Kampf um die Rangordnung in der Gruppe sichert die dynamische Bewährungskraft. Auch in der menschlichen Sozietät ist dieser instinktgebundene Zusammenschluß zu Gruppen der Familie, des Staates, der Nation usw. vollzogen. Dieser Zusammenschluß zu Gruppen ist zweckmäßig und sinnvoll. Unser rationaler Verstand hat aber aus ökonomischen Motiven diverse Instinktregeln des **Zusammenlebens** überplant. Als eine solche Regel möchte ich die **individuelle Distanz** nennen. Das heißt, alle Lebewesen, die nicht nur neben-, sondern miteinander leben, halten eine biologisch optimale Distanz ein. Das gilt für die Forelle im Gebirgswasser wie für den Steinadler im Gebirge. Die Zusammenballung vieler Menschen auf den engen Raum einer modernen Großstadt läßt aber diese Forderung der individuellen Distanz außer acht. Die Wohndichte, aber auch die Dichte am Arbeitsplatz ist ein entscheidender Faktor der **biologischen Dekompensation** des Großstädters. Durch die Unsumme der affektiven Reibungsflächen, durch den **Überfluß permanenter Informationen** entsteht eine Überlastung, die mit dem logischen Verstand nicht neutralisiert werden kann, sondern entweder zu aggressiven Emotionen oder zu inaktiven Resignationen führen. Die biologischen Dekompensationen in einer modernen Großstadt, die sich in Form der vegetativen Dystonie, neurotischer Anpassungsstörungen, aber auch in kriminellen Aggressionen äußern, sind durch rationale Verplanung entstanden, weil die Instinktregeln außer acht gelassen wurden. Alle durch technische Fortschritte entstandene Mängel, wie die Verpestung der Luft, die Verschmutzung des Wassers, wie der Lärm-Streß, sind durch technische Erfindungen und Organisationen zu beseitigen. Solche Korrekturen kosten natürlich Geld, aber Geld ist eine potentielle Energieform, und es ist nur eine Frage der

Zeit, wie stark der Druck der öffentlichen Meinung werden muß, um eine Umpolung dieser Energie zu erzwingen. Durch rationale Defekte der Technik ist das Leben der Menschheit auf die Dauer sicher nicht gefährdet. Der planende und vorausberechnende Logos des Menschen ist biologisch so jung, daß er noch vollkommen zu Anpassungsleistungen fähig ist. Die Verplanung des modernen Lebens, die den **Instinktbereich** des Menschen betrifft, ist durch Korrektur jedoch nicht zu neutralisieren. Welche Faktoren treiben nun die kollektive Masse in die Großstadt. Ich glaube, es sind vorwiegend Schlüsselreize aus dem Instinktbereich. Eine **archaische Urangst** treibt den modernen Menschen in die Geborgenheit der kollektiven Sicherheit. Eine ängstliche depressive Patientin aus San Franzisko flieht in die Geborgenheit der mütterlichen Wohnung in Wien, quasi eine Regression in den schutzgewährenden Uterus. Dieser **Instinktschablone nach Geborgenheit** entspricht die vom Logos inspirierte Zivilisation nur unvollkommen. Die **moderne Wohnung** als Analogon eines Nestschutzes gewährt **keine Geborgenheit.** Die akustischen und affektiven Afferenzen führen über eine retikuläre Stimulierung zu einer permanenten Spannung und Agitiertheit. Die **affektive Kontaktarmut** des Großstädters ist nur eine Instinktschablone zur Inhibierung dieses Dauer-Streß. Daß der moderne Mensch an sich nicht affektlahmer und emotionsschwächer reagiert, sieht man an der Leidenschaft, mit der sportliche Wettkämpfe erlebt werden, oder an der ekstatischen Anteilnahme der Beatkonzerte. Das **affektive Vakuum,** das er um seine Wohnung und um sich errichtet, ist eine biologische Schutzhülle, die ihn vor einem Dauerstreß der zwischenmenschlichen Kontakte beschützen soll. Der moderne Großstadtmensch fühlt sich im anonymen Kollektiv der Gesellschaft geborgen, schafft aber gegen die Dauerberieselung der Umwelt eine Isolierschicht **affektiver Apathie.** Aus dieser Grundhaltung heraus zieht der typische Großstadtmensch das Bla Bla einer Cocktail-Party einem erfüllenden Gespräch im engen Kreis vor. Durch diese affektive Grundhaltung des Städters, die eine instinktive Abwehrschablone darstellt, bilden sich in der Großstadt keine biologischen Gruppen. Es fehlen die Möglichkeiten des affektiven Kontaktes, es fehlt der **Treffpunkt** eines Kaffeehauses, es fehlt der Kinderspielplatz und es fehlt das Sublimierungsfeld des Sportes. Daraus resultiert eine **Langeweile** und es ist geradezu paradox, daß in den Gangsterbanden einer Stadt alle biologischen Formeln eines städtischen Zusammenlebens erfüllt werden. Solche Banden stellen echte biologische Gruppen dar mit einem Alpha-Tier an der Spitze, mit einer sozialen Rangordnung, der einzelne steht im Schutz dieser Gruppe, die Langeweile wird durch sinnvolle Aktivität ausgefüllt. Solche Gangs entstehen aus dem tiefen Unbehagen des modernen Großstädters und richten ihre aggressive Aktivität gegen das Establishment. Gerade die Instinktschablone der **Aggression** ist für den einzelnen eine **adäquatere Form,** seine innere Frustration zu kompensieren, als die apathische Protestreaktion. Wie die Soziologen festgestellt haben, sind die Mitglieder einer Gang gesund, kräftig, intelligent und von keiner Neurose oder Psychose befallen. Im Gegensatz dazu sind die Jugendlichen der Mittel- und Oberschicht durch ihre soziale Frustration viel häufiger von Neurosen und Psychosen befallen. Es ist nun bemerkenswert, daß sich solche Gangstertruppen ausschließlich in der sogenannten Marginalschicht bilden, das heißt in den Randgefilden der Wohlstandsgesellschaft. Diese großstädtische Randschicht, die außerhalb der wirtschaftlichen, sozialen und kulturellen Bindungen der Gesellschaft stehen, ist repräsentiert durch einen hohen Prozentsatz von ungelernten Arbeitern, an Alkoholikern, an sexuell Verwahrlosten, aber schon die Kinder aus dieser Randschicht sind in einem hohen Prozentsatz Schulversager oder in Sonderschulen. Diese Subpopulation der Großstädte, die sicher größtenteils genetisch determiniert ist, hat sich bis jetzt allen Bemühungen einer sozialen Integration widersetzt. Gerade die rationalen Bemühungen einer verstärkten sozialen Fürsorge sind erfolglos geblieben. Diese **Subpopulation** kann den Forderungen der modernen Gesellschaft nach bestimmten **Fähigkeiten, Fertigkeiten, Haltungen** und **Verhaltensweisen** nicht entsprechen. Sie flüchtet in die Instinktgruppe des Underground. Die Problematik dieses Treibsandes der modernen Gesellschaft läßt sich sicher nicht rational lösen. Ich würde glauben, daß einzelne Individuen in besondere soziale Positionen integriert werden müssen, daß aber ein gewisser Prozentsatz an sozial Frustrierten von unserer Großstadtgesellschaft mitgeschleppt werden müssen. Das ist eben der Preis, den das hohe Niveau der Großstadtzivilisation für die biologisch Unterentwickelten unserer eigenen Gesellschaft zu entrichten hat. Das Unvermögen des Großstadtmenschen, sich für ein adäquates Instinktverhalten oder für eine rationale Lebensführung zu entscheiden, führt zu einem tiefgreifenden Konflikt seiner gesamten Person. Gerade dieser **intraindividuelle Konflikt** führt zur Konversion seiner natürlichen Agression. Diese Aggression als Lebenskraft konvertiert der Großstädter der oberen Sozialschichten gegen sich in Form **neurotischer oder psychopathischer Verhaltensweisen.** Die Zahl der Studentenselbstmorde etwa in Cambridge liegt zehnmal höher als in der Durchschnittsbevölkerung. Der Großstädter der marginalen Grenzschichten konvertiert seine Aggressionen zu kriminellen Fehlhandlungen.

Das »kritische Detail« der biologischen Fehlhaltung der Großstadtgesellschaft scheint mir darin zu liegen, daß unser Logos eine Lebensform und Lebensweise intendiert hat, die die historische Lebensform unserer Instinktschablonen außer acht läßt, ja diesen sogar zuwiderhandelt.

Diese biologische Desintegration schafft das große Unbehagen an unserer Kultur, das besonders in unserer Jugend aggressive Abwehr und Neutralisationsmechanismen freisetzt. Eine echte Gefährdung des Menschen durch seine vom Logos bestimmte Lebensweise sehe ich allerdings nicht. So wie der Selektionsdruck in den früheren Entwicklungsphasen neue Verhaltensweisen durch Mutation entstehen ließ, wird der Selektionsdruck der modernen Großstadt, die in unserem Gehirn seit Millionen Jahren schlummernden **ethischen Potenzen** freisetzen, wenn nur durch die Mobilisierung ethischer Verhaltensweisen eine Anpassung an das moderne Leben und damit eine Erhaltung unserer Art gewährleistet werden kann. Kein geringerer als der verstorbene Hirnforscher *Hugo Spatz* hat die Möglichkeiten einer weiteren progressiven Cerebration in den frontobasalen Hirnregionen gesehen. Gerade dort schlummern vorläufig noch unsere ethischen Valenzen, mit Hilfe derer wir in Zukunft den biologischen Anforderungen der Großstadt entsprechen werden.